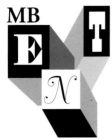

編集企画にあたって……

　日本顔面神経学会は今年で第40回を迎える．たった一本の顔面神経を巡って，1つの学会が成立し，しかも研究会から学会に格上げになり40年も継続している．しかも毎年，耳鼻科，形成外科，神経内科，脳外科，解剖学，リハビリテーション医学さらに理学・作業療法士，言語聴覚士，鍼灸師など多彩な専門職種が参集して白熱した議論を戦わせている．

　この顔面神経の魅力は何であろうか．Penfieldのhomunculusが示すように，大脳皮質の運動感覚領域として顔は他の部位と比べて相当大きな部分を占めている．また大脳皮質は人類の進化の過程を反映している．このことから人類の日常生活や社会生活で表情は重要な役割を果たしてきたことが推察される．

　「顔」のつく二字，三字，四字，五字，六字，七字，八字，九字，十字熟語などその数は膨大である．大きな顔，顔が広い，顔を貸す，顔を作る，わがもの顔，浮かぬ顔，汗顔の至り，顔色をうかがう，などなど慣用句も多い．「顔」の入った成句の他に，一目惚れ，「目は口ほどにものをいう」というように，顔を構成する口や目の入った成句も甚だ多い．ひとたび顔，あるいは表情筋の麻痺が起こったら，日常生活や社会生活に多大な影響を及ぼすことになる．

　顔面神経麻痺の治療アプローチは，急性期における薬物療法，顔面神経管の減荷術，亜急性期になると理学的リハビリテーション(以下，リハビリ)が加わり，さらに外科的リハビリがある．この中で理学的リハビリは，急性期，亜急性期，慢性期いずれのステージにおいても大きな比重を占めるにもかかわらず，必ずしもそのアプローチには，これまでコンセンサスが得られていなかった．とりわけ発症4ヶ月以降も，上下肢弛緩性麻痺のリハビリと同じように，相変わらず表情筋の筋力強化と低周波治療が継続されていた．医原性といっても過言でないくらいに，教育を担う大学病院をはじめとして「ヒョットコの顔」(火をおこすときに口の先端をすぼめた表情の火男がなまった言葉と考えられる)を作っていた．このような状況を受け，2010年以来，日本顔面神経学会の中に「顔面神経麻痺リハビリテーション技術講習会」が併催されてきた．できるだけ不適切な理学的リハビリ治療を改善し，日本全国どこに行っても同じようなリハビリ技術を受けられることを目的としている．

　本特集では，8年間の試行錯誤を行ってきて，知識の蓄積のあるリハビリ技術講習会のメンバーと，この分野に造詣の深い耳鼻科医の先生方に参加していただいた．

　日常診療で顔面神経麻痺の患者に遭遇したときに，どんな症状や徴候を観察するのか．3〜4ヶ月までに完治しなかった場合には，4ヶ月以降に病的共同運動や顔面拘縮が出現してくる．8〜10ヶ月でこれらの症状はプラトーに達する．しかしマッサージを徹底的に行った場合には，表情のこわばりもなく，回復は遅延し12〜14ヶ月頃まで徐々に回復していく．

　本特集が読者の皆さまの顔面神経麻痺リハビリの理解の一助になれば，編集者の望外の喜びである．

2017年1月

栢森良二

KEY WORDS INDEX

和文

か行
外傷性顔面神経麻痺 71
可塑性 50
顔面運動皮質の再構築 50
顔面交差神経移植 44
顔面交叉神経移植術 50
顔面拘縮 16,56
顔面神経減荷手術 71
顔面神経減荷術 62
顔面神経採点法 62
顔面神経麻痺 16,36
顔面随意運動 1
顔面ストレッチング 1
急性期 22
後遺症 22,29
拘縮 29

さ行
神経過誤支配 71
神経再生 71
Sunnybrook 法 7
生活指導 22
生活の質 16
精神的ケア 22
舌下-顔面神経吻合術 50
舌下神経-顔面神経吻合術 44
側頭筋移行術 44

た・な行
中枢性顔面麻痺 50
中枢性リハビリテーション 50
二次性顔面痙攣 56

は行
バイオフィードバック 36
House-Brackmann 法 7
Hunt 症候群 71
評価 29
表情筋の手動筋と拮抗筋 56
病的共同運動 1,16,29,36,56
フェーススケール 56

Bell 麻痺 71
ボツリヌス治療 56
ボツリヌス毒素注射 62

ま行
末梢性顔面神経麻痺 29
メイクアップセラピー 62
迷入再生 1

や行
薬物治療 62
柳原40点法 7
遊離筋肉移植術 44

ら・わ行
理学的リハビリテーション 1
リハビリテーション 16,22,36,62
ワーラー変性 1

欧文

A・B
aberrant regeneration 1
acute phase 22
Bell's palsy 71
biofeedback 36
botulinum toxin injection 62
botulinum toxin therapy 56

C・E
central facial palsy 50
central rehabilitation 50
contracture 16,29
cross face nerve graft 44
evaluation 29

F
FaCE Scale 7,56
facial agonist and antagonist 56
facial contracture 56
facial cortex reorganization 50
facial cross-nerve graft 50
facial nerve decompression 62,71

facial nerve grading system 62
facial palsy 16,36
facial strengthening 1
facial stretching 1
free muscle transplatation 44

H・L
House-Brackmann grading system 7
hypoglossal-facial anastomosis 50
hypoglossal-facial nerve anastomosis 44
lifestyle guidance 22

M・N
make-up therapy 62
mental care 22
missdirection 71
nerve regeneration 71

P
peripheral facial nerve palsy 29
pharmacotherapy 62
physical rehabilitation 1
plasticity 50

Q・R
QOL 16,36
quality of life 16,36
Ramsay Hun syndrome 71
rehabilitation 16,22,36,62

S
secondary hemifacial spasm 56
sequelae 22,29
Sunnybrook facial grading system 7
synkinesis 1,16,29,36,56

T・W・Y
temporal muscle transfer 44
traumatic facial palsy 71
Wallerian degeneration 1
Yanagihara grading system 7

WRITERS FILE ライターズファイル（50音順）

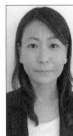
飴矢 美里
（あめや みさと）
- 2003年　愛媛十全医療学院言語聴覚学科卒業
- 2003～05年　伊予病院リハビリテーション部
- 2005年　愛媛大学医学部附属病院耳鼻咽喉科

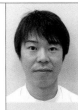
立花 慶太
（たちばな けいた）
- 2004年　清恵会第二医療専門学院理学療法士科卒業
　　　　　理学療法士免許（2004年5月10日）
　　　　　独立行政法人大阪労災病院リハビリテーション科入職
- 2009年　独立行政法人大学評価学位授与機構学位取得
- 2012年　大阪労災病院中央リハビリテーション部，主任

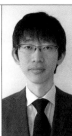
藤原 圭志
（ふじわら けいし）
- 2002年　北海道大学卒業
　　　　　同大学耳鼻咽喉科入局
- 2010年　同大学大学院医学研究科病態制御学専攻博士課程修了
- 2013年　同大学耳鼻咽喉科，医員

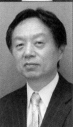
上田 和毅
（うえだ かずき）
- 1977年　東京医科歯科大学卒業
　　　　　同大学第2外科，研修医
- 1978年　都立墨東病院外科
- 1980年　東京大学形成外科
- 1982年　静岡県立こども病院形成外科
- 1983年　東京大学形成外科，文部技官
- 1987年　都立大塚病院形成外科，医長
- 1990年　東京大学形成外科，講師
- 1992年　文部省在外研究（4～6月，米国 Norfolk, Eastern Virginia Medical School）
- 1994年　自治医科大学形成外科，助教授
- 1998年　福島県立医科大学形成外科，教授

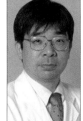
萩森 伸一
（はぎのもり しんいち）
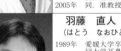
- 1989年　大阪医科大学卒業
　　　　　同大学耳鼻咽喉科学教室入局
- 1992年　大阪府済生会中津病院耳鼻咽喉科
- 1996年　大阪医科大学耳鼻咽喉科，助手
- 1998年　米国ピッツバーグ大学医学部耳鼻咽喉科，Research Fellow
- 2000年　大阪医科大学耳鼻咽喉科，講師
- 2005年　同，准教授

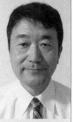
森嶋 直人
（もりしま なおひと）
- 1986年　中部リハビリテーション専門学校卒業
　　　　　豊橋市民病院リハビリテーションセンター，理学療法士
- 2011年　同病院リハビリテーション技術室，室長

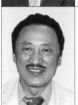
栢森 良二
（かやもり りょうじ）
- 1974年　新潟大学卒業
　　　　　米国横須賀海軍病院インターン
- 1975年　新潟大学附属病院整形外科研修医
- 1976年　東京都老人医療センターリハビリテーション科
- 1979年　米国テキサス大学サンアントニオ校リハビリテーション科臨床フェロー
- 1980年　米国アイオワ大学神経内科臨床フェロー
- 1981年　新潟県立六日町病院リハビリテーション科，医長
- 1989年　帝京大学リハビリテーション科，講師
- 1995年　同，助教授（准教授）
- 2008年　同，教授
- 2014年　同，客員教授
　　　　　帝京平成大学健康メディカル学部，教授

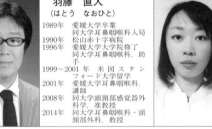
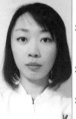
羽藤 直人
（はとう なおひと）
- 1989年　愛媛大学卒業
　　　　　同大学耳鼻咽喉科入局
- 1990年　松山赤十字病院
- 1996年　愛媛大学大学院修了
　　　　　同大学耳鼻咽喉科，助手
- 1999～2001年　米国スタンフォード大学留学
- 2001年　愛媛大学耳鼻咽喉科，講師
- 2008年　同大学頭頸部感覚器外科学，准教授
- 2014年　同大学耳鼻咽喉科・頭頸部外科，教授

山本 奈緒子
（やまもと なおこ）
- 2000年　札幌医療福祉専門学校卒業
　　　　　介護老人保健施設セージュ山の手
- 2001年　医療法人渓仁会手稲渓仁会病院リハビリテーション部
- 2010年　同，主任

CONTENTS 顔面神経麻痺のリハビリテーションによる機能回復

急性期顔面神経麻痺のリハビリテーション原則……………………………栢森　良二　1

　　表情筋の随意運動は神経再生に効果的であるが，迷入再生も促通し，病的共同運動を増悪させる．これに対して，表情筋のストレッチングは神経再生を遅延あるいは抑制する．

顔面神経麻痺の臨床的評価法………………………………………………藤原　圭志ほか　7

　　発症時期や症状に応じて適切な評価法を選択することが重要であり，急性期には柳原40点法，後遺症を認める症例ではSunnybrook法が適している．

急性期リハビリテーションのアプローチ―PTの立場から―………………立花　慶太ほか　16

　　急性期の理学的アプローチについて，イラストを加えて具体的に解説する．

顔面神経麻痺のマニュアル・セラピー―STの立場から―………………山本奈緒子ほか　22

　　リハの目的である後遺症の予防軽減に対する実際の指導や注意点について概説した．長期間のリハ継続には精神的ケアが必要である．

病的共同運動と顔面拘縮について…………………………………………森嶋　直人　29

　　末梢性顔面神経麻痺の後遺症である病的共同運動と顔面拘縮の発症メカニズム，発症頻度，症状発現時期，評価方法，リハビリテーションの基本原則，予後予測について述べた．

病的共同運動の予防と軽減のための早期治療……………………………飴矢　美里ほか　36

　　病的共同運動に対するリハビリテーションは，病的共同運動の出現が予測される高度顔面神経麻痺患者に，発症早期から表情筋運動を抑制することでの予防，出現後は感覚を用いた運動学習にて軽減を図る．

編集企画/栢森良二
帝京平成大学教授

Monthly Book ENTONI　No. 203/2017. 3　目次

編集主幹/本庄　巖　市川銀一郎　小林俊光

外科的リハビリテーション……………………………………上田　和毅　44
古くは形成外科においては陳旧性の麻痺に対する吊り上げ術などの静的再建を主に扱ってきたが，近年神経移植などの動的再建に積極的に取り組むようになり，術後成績が向上した．その一端を紹介する．

顔面神経麻痺の中枢性リハビリテーション……………………栢森　良二　50
中枢性リハビリテーションの対象は，舌下−顔面神経吻合術後，顔面交叉神経移植術後，脳損傷後の顔面麻痺であり，目標は顔面運動皮質の再構築を行うことである．

顔面神経麻痺のボツリヌス治療…………………………………栢森　良二　56
顔面神経麻痺の後遺症として出現する病的共同運動，顔面拘縮，顔面痙攣などの症状は二次的顔面痙攣と診断され，ボツリヌス治療が有効である．

難治性の顔面神経麻痺の治療―私の工夫― ①………………萩森　伸一　62
高度の顔面神経麻痺例には不完全治癒や後遺症の出現が多くみられる．急性期には神経の変性進行防止が治療の中心となる．慢性期には後遺症を如何に抑制・軽減するかに主眼が置かれる．既に出現した後遺症への対応についても述べた．

難治性の顔面神経麻痺の治療―私の工夫― ②………………羽藤　直人　71
難治性顔面神経麻痺の病態を理解し，早期診断と治療を行うことが何より重要である．追加治療が必要な症例には，減荷手術を応用した顔面神経に対する再生治療が有効である．

Key Words Index…………………前付2
Writers File………………………前付3
FAX 専用注文書…………………79
FAX 住所変更届け………………80
バックナンバー在庫一覧………81
Monthly Book ENTONI 次号予告…82

【ENTONI®（エントーニ）】
ENTONIとは「ENT」（英語の ear, nose and throat：耳鼻咽喉科）にイタリア語の接尾辞 ONE の複数形を表す ONI をつけ，耳鼻咽喉科領域を専門とする人々を示す造語．

好評書籍

みみ・はな・のど
感染症への上手な抗菌薬の使い方
―知りたい、知っておきたい、知っておくべき使い方―

編集　鈴木賢二
　　　藤田保健衛生大学医学部名誉教授
　　　医療法人尚徳会ヨナハ総合病院院長

B5判　136頁　定価5,200円＋税　2016年4月発行

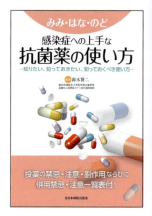

まずは押さえておきたい1冊!!

耳鼻咽喉科領域の主な感染症における抗菌薬の使用法について、使用にあたり考慮すべき点、疾患の概念、診断、治療等を交えながら、各分野のエキスパート達が詳しく解説！

投薬の禁忌・注意・副作用ならびに併用禁忌・注意一覧表付き

目 次

I. これだけは"知りたい"抗菌薬の使い方
1. PK/PDを考慮した使い方
2. 耳鼻咽喉科領域の感染症治療薬と併用薬との薬物相互作用
3. 乳幼児・小児への使い方
4. 高齢者への使い方
5. 妊婦、授乳婦への使い方
6. 肝腎機能を考慮した使い方

II. これだけは"知っておきたい"抗菌薬の使い方
1. 慢性中耳炎
2. 慢性鼻副鼻腔炎
3. 慢性扁桃炎、習慣性扁桃炎
4. 咽喉頭炎
5. 唾液腺炎

III. これだけは"知っておくべき"抗菌薬の使い方
1. 急性中耳炎
2. 急性鼻副鼻腔炎
3. 急性扁桃炎
4. 扁桃周囲炎、扁桃周囲膿瘍
5. 喉頭蓋炎
6. 蜂窩織炎
7. 深頸部膿瘍

索 引

投薬の禁忌・注意・副作用ならびに併用禁忌・注意一覧

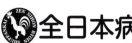
全日本病院出版会　〒113-0033　東京都文京区本郷3-16-4　Tel:03-5689-5989
http://www.zenniti.com　Fax:03-5689-8030

お求めはお近くの書店または弊社ホームページまで！

◆特集・顔面神経麻痺のリハビリテーションによる機能回復

急性期顔面神経麻痺のリハビリテーション原則

栢森良二*

Abstract 急性顔面神経麻痺の多くは，膝神経節部でのウイルス再活性化による顔面神経炎である．さらに骨性顔面神経管での絞扼性障害によって，神経線維は脱髄，遡行変性，ワーラー変性の神経変性が生じる．ワーラー変性に陥った線維は迷入再生が生じて，発症4ヶ月後に臨床的な病的共同運動を呈する．

　表情筋は顔面開口部を介して拮抗関係が成立している．病的共同運動は患側表情筋全体の一塊運動であり，主動筋と拮抗筋は同時収縮する．つまり眼輪筋による閉瞼筋力強化を行うと，同時に開瞼筋の前頭筋が収縮するために，ますます眼輪筋は運動時に筋力低下が生じる．

　神経再生の最も有効な手段は，表情筋の随意運動である．しかし，脱髄，遡行変性と同時に，ワーラー変性線維の迷入再生も促進する．これに対して，表情筋のストレッチングは神経再生を遅延あるいは抑制する効果がある．

　理学的リハビリテーションでは，随意運動とストレッチングの2つの手技を使いこなすことが課題である．

Key words ワーラー変性(Wallerian degeneration)，迷入再生(aberrant regeneration)，病的共同運動(synkinesis)，顔面ストレッチング(facial stretching)，顔面随意運動(facial strengthening)，理学的リハビリテーション(physical rehabilitation)

顔面神経と表情筋の解剖

1．顔面筋

　表情筋と咀嚼筋の2つに大別できる．表情筋は，顔面皮下にあり，頭蓋骨から起こり皮膚に停止する皮筋であり，上眼瞼挙筋以外の20数個の表情筋は顔面神経が支配している．咀嚼筋は，頭蓋骨から起こり下顎骨に停止している．主に下顎骨の挙上（口を閉じ，噛みしめる）を行い，主に三叉神経第3枝が支配している．

　表情筋が作用するために，眼輪筋と口輪筋を中心として，機能的に主動筋，共同筋，拮抗筋から構成されている．

2．表情筋の役割と解剖

　表情筋の役割は，① 目，鼻，口，耳などの開口部の開閉のために発達し，人間では生体防衛として眼球を外傷から守る「びっくり反射」の役割をしている．さらに ② その後にくる情動を反映する「感情表出」の役割がある．

　四肢筋では，関節を挟んで拮抗筋があるが，表情筋は眼窩，口腔，鼻腔，耳孔の開口部を挟んで拮抗筋がある（図1）[1]．脳卒中などにおける上下肢の中枢性麻痺では，上下肢の主動筋に対する拮抗筋の同時収縮である共同運動(synkinesis)が特徴的である．同様に，表情筋の病的共同運動(synkinesis)では，主動筋と拮抗筋の同時収縮が起こり，分離運動が困難になり，筋力低下が生じる．

3．顔面神経と5本の分枝

　顔面神経は脳幹橋から出た後に，頭蓋骨内耳孔

---

* Kayamori Ryoji, 〒170-8445 東京都豊島区東池袋2-51-4　帝京平成大学健康メディカル学部理学療法科，教授／帝京大学医学部，客員教授

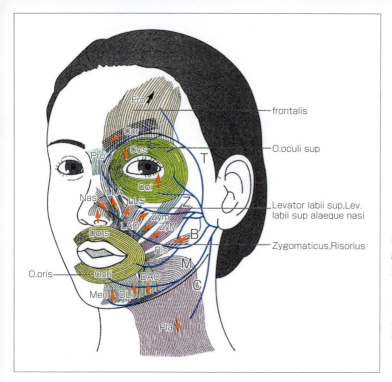

図 1.
5本の顔面神経分枝と表情筋
顔面神経は茎乳突孔から出てきて，上行枝と下行枝に分かれ，さらに5本の主な分枝に分かれている．表情筋は開口部を介して，主動筋と拮抗筋の関係が成立している．眼輪筋に対して前頭筋は拮抗筋になる
（文献1より改変引用）

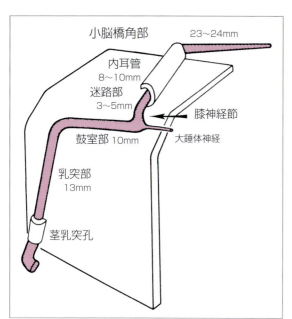

図 2. 顔面神経管のイラスト
人体の中で最も細く直径1 mm，長さ35 mmの顔面神経管の中を顔面神経が走行している．膝神経節部でウイルス活性化によって神経炎が生じる
（文献2より改変引用）

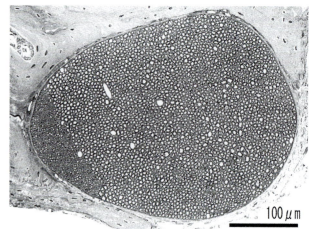

図 3. 膝神経節部における顔面神経の横断画像
神経上膜と神経周膜は最外層にあり，神経束構造は欠落している．個々の顔面神経線維は密接している．神経断裂による迷入再生や，脱髄による接触伝導が容易に生じやすい状態である．骨性構造との間隙がほとんどないために，炎症腫脹に対して，栄養血管閉塞と神経線維は絞扼障害が生じる
（文献3より引用）

図 4.
膝神経節部における顔面神経の矢状断画像
顔面神経は骨性神経管との間隙はほとんどなく，外周部を栄養血管が走行している．神経炎に伴う浮腫によって顔面神経は絞扼性障害をこうむる．圧迫程度によって，脱髄，血行不全による遡行変性，ワーラー変性の3つの神経変性に陥る
（文献6より引用）

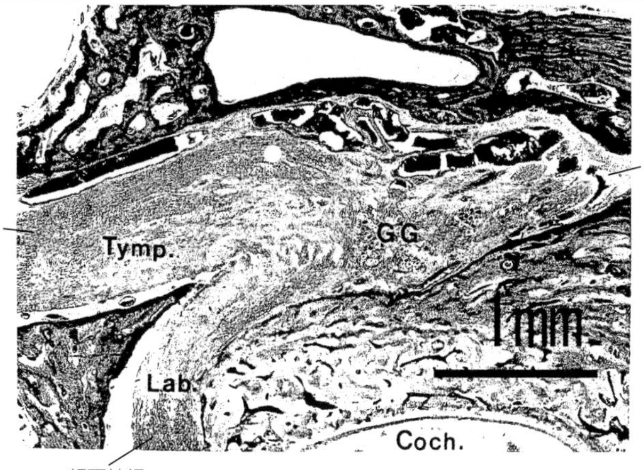

Tymp：鼓室部　　Lab：迷路部　　Coch：蝸牛　　GG：膝神経節

から始まり，茎乳突孔で終わる顔面神経管は人間の体内の中で最も細く（直径1 mm），長い骨管（35 mm）である（図2）[2]．顔面神経の横断面をみると，体性運動線維と直径の細い副交感神経線維から構成されている．さらに神経外膜と周膜が最外層にあり，神経束構造に欠けており，神経内膜で囲まれた約4,000本の神経線維が観察される（図3）[3]．上下肢筋支配神経では神経束構造があり，Sunderlandは神経周膜損傷の有無によって，Seddonのaxonotmesisをさらにgrade ⅢとⅣに細分化している[4)5]．顔面神経では神経束構造に欠けているために，その損傷にはSeddon分類を使えることがもう1つの特徴である．

茎乳突起から出た顔面神経幹は，5本の分枝，① 側頭枝，② 頬筋枝，③ 頬骨枝，④ 下顎縁枝，⑤ 頸枝に分かれており，20数個の表情筋で感情表出時に巧妙な動きを演出している．

さらに迷入再生が生じた場合には，この巧妙な分離運動は喪失して，病的共同運動として，患側の表情は一塊となり，感情表現が失われ，しかも主動筋と拮抗筋の同時収縮のために自覚症状として「金縛り」状態になり，表情不快感が生じる．

急性期顔面神経麻痺の原因

1．ヘルペス性顔面神経炎と絞扼性障害

急性顔面神経麻痺の発生頻度はBell麻痺とHunt症候群によって約70％を占めている．いずれも膝神経節部におけるヘルペスウイルスの再活性化に伴う顔面神経炎で発症している．顔面神経炎は脱髄病変であるが，この骨性神経管内での炎症浮腫によって，絞扼障害が生じる．栄養血管は圧迫され血行不全による神経線維の遡行変性（dying-back）が生じ，さらに強い圧迫によってワーラー変性が生じる（図4）[6]．顔面神経麻痺発症初日は軽度であった麻痺は，2～3日で遡行変性，ワーラー変性が加わり，臨床的に完全麻痺に進展することが多い．

3つの神経変性

顔面神経は炎症腫脹によって，骨性トンネル内では絞扼障害が生じ，症状増悪が起こる．絞扼障害の重症度によって，脱髄，遡行変性による軸索変性，さらに神経線維の断裂を伴うワーラー変性の3つに分類される（図5）．

顔面神経再生の自然経過

1．神経再生突起と迷入再生

神経再生は支配筋の随意運動や筋収縮によって促進され，さらに再生突起は筋収縮方向に向かうと考えられる（図6）．神経内膜が温存されている脱髄や遡行変性線維は，元の道を通り表情筋まで遅くとも3ヶ月で到達する．ワーラー変性も随意運動によって再生が促通されるために，迷入再生も同時に促進されてしまう．臨床的に発症から4ヶ月で，病的共同運動が出現することになる．1 mm/日のスピードで再生される．膝神経節から表

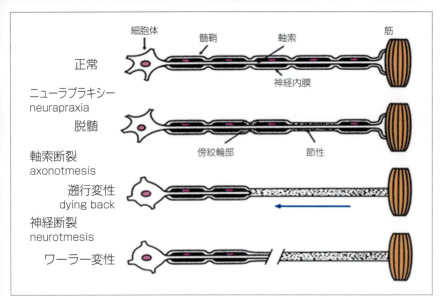

図 5.
3つの神経変性
顔面神経は神経束構造に欠けることなどから，Seddon の神経損傷分類を改変して，神経障害の病態を，ニューラプラキシーを脱髄，軸索断裂を遡行変性，神経内膜まで断裂している神経断裂をワーラー変性としている．ワーラー変性では内膜まで断裂しているために，迷入再生が生じる
（文献1より改変引用）

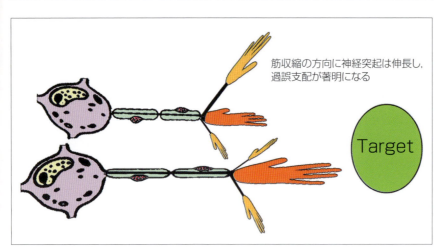

図 6.
神経再生突起の指向性
神経再生は支配筋の随意運動によって促進され，しかも再生突起は収縮筋方向へ向かうと考えられる
（文献1より改変引用）

情筋までは遡行変性の軸索断裂線維では3ヶ月までに到着する．これに対して，神経断裂のワーラー変性による迷入再生線維は，小児や強力な随意運動を行った症例では，通常より少し早く発症から3ヶ月後半から，逆にマッサージあるいはストレッチングを行った症例では少し遅れて4ヶ月以降に順次，表情筋に到着し，病的共同運動が出現することになる．

つまり，発症から3ヶ月以内に完治していなければ，いまだ表情筋に到達していない神経線維は迷入再生線維の可能性が高く，これらの線維によって病的共同運動を呈することになる．

2．臨床的回復過程

脱髄と遡行変性線維の症例では，発症から3ヶ月で完治する．これに対して，神経断裂線維を含んでいる症例では，3ヶ月で完治せず，4ヶ月以降に表情筋への迷入再生線維によって病的共同運動が出現する．経験的に，病的共同運動は発症から8〜10ヶ月ほどで最も著明になっている（図7）[7]．経験的に，徹底的に表情筋をストレッチングした症例では，回復は遅れて，発症から12〜14ヶ月頃まで回復持続し，プラトーに達している．

3．予後診断

顔面神経麻痺の予後診断には，病的共同運動が出現するまでの4ヶ月以内の症例では柳原40点法は有用である．これ以降は，安静時非対称性の顔面拘縮や，運動時非対称性の病的共同運動の評価項目の入っている Sunnybrook 法が有用である[8]．

予後診断には，① 柳原40点法の3ヶ月までの

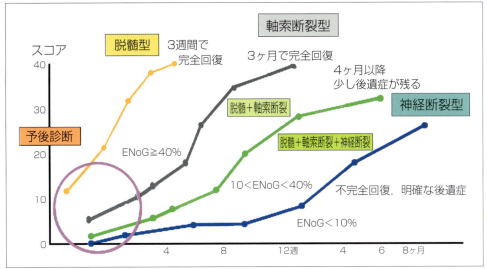

図7. 柳原40点法とENoGによる臨床的回復曲線
柳原40点法は迷入再生による病的共同運動が出現する4ヶ月以内の顔面神経麻痺の予後評価に有用である．これ以降の評価にはSunnybrook法がよい
（文献7より改変引用）

図8.
ENoGと神経断裂の確率の診断
ENoG＝15％では，85％が軸索変性である．経験的にENoG≧40％では迷入再生による病的共同運動が出現しないことから，軸索断裂は60％になる．したがって85％の軸索変性の内訳は，60％が軸索断裂で，残りの85－60＝25％が神経断裂と考える．つまり，ENoG＝15％の症例は（40－ENoG）＝25％が神経断裂で，迷入再生の可能性があると考える
（文献1より改変引用）

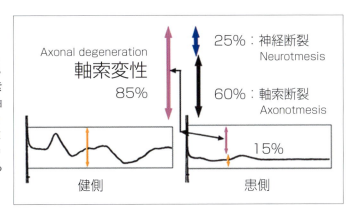

経時的フォローアップを行うか，あるいは ② 発症10〜14日の電気生理学的な軸索変性の検査 (electroneurography；ENoG) によって可能である．一般的に，ENoG≧40％であると発症3ヶ月までに完治する．これに対して，ENoG＜40％の症例では4ヶ月以降に病的共同運動が出現していることから，神経断裂線維を含んでいると推定する．ENoG≧100％の症例は脱髄型であり，40≦ENoG＜100％は遡行変性が主な病態である．さらにENoG＜40％では，（40－ENoG）％の迷入再生の確率があると推定診断し，理学的リハビリテーションを行うことが重要である（図8）．

理学的リハビリテーション

表情筋の随意収縮によって神経再生は促進される．同時に，神経断裂線維があれば迷入再生も促通される．これに対して，表情筋のストレッチングあるいはマッサージによって，神経再生は遅延する．迷入再生の形成を完全に予防することは難しいが，病的共同運動の顕在化は抑制され，筋短縮に伴う安静時非対称性の顔面拘縮も抑制される．とくに病的共同運動に伴う自覚的な「こわばり感」や不快感は予防できる．

発症4ヶ月以降に病的共同運動が出現している症例に対して，筋力低下があるからといって随意運動を行うことは，むしろ拮抗筋が強化されて，

筋力低下が一層著明になり，さらに病的共同運動も顕著になってしまう．このような症例に対しては，表情筋のストレッチングが適応になる．

　発症から4ヶ月の間に，どのような症例に対して，あるいは表情筋の中でどの筋に対して，どの程度随意運動を患者に指示し，どのくらいマッサージあるいはストレッチングを行うかが課題になる．訓練士は，患者の回復具合を診ながら，この2つの手技を使いこなすことが問われている．

文　献

1) 栢森良二：顔面神経麻痺のリハビリテーション：46，医歯薬出版，2010．
2) May M：The Facial Nerve：36, Thieme Inc. New York, 1986.
3) 河野　尚，羽藤直人，山田啓之ほか：HSV-1初感染症顔面神経麻痺モデルにおける神経浮腫の定量的検討．Facial N Res Jpn, **23**：68-70, 2003.
4) Seddon HJ：Three types of nerve injury. Brain, **66**：237-288, 1943.
5) Sunderland S：A classification of peripheral nerve injuries producing loss of function. Brain, **74**：491-516, 1951.
6) Ogawa A, Sando I：Spatial occupancy of vessels and facial canal. Ann Otol Rhinol Laryngol, **90**：14-19, 1982.
7) Kayamori R：Principles of physical rehabilitation for facial palsy. Facial N Res Jpn, **33**：11-18, 2013.
8) Ross BG, Fradet G, Nedzelski JM：Development of a sensitive clinical facial grading system. Otolaryngol Head Neck Surg, **114**(3)：380-386, 1996.

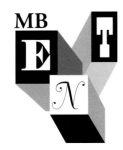

◆特集・顔面神経麻痺のリハビリテーションによる機能回復

顔面神経麻痺の臨床的評価法

藤原圭志*1　古田　康*2

Abstract 顔面神経麻痺の評価法として柳原40点法，House-Brackmann法，Sunnybrook法などが用いられている．耳鼻咽喉科領域では柳原40点法が広く用いられており，急性期の経過の把握，予後判定に有用であるが，後遺症のある症例の評価法として限界がある．一方，Sunnybrook法は安静時非対称や病的共同運動などの後遺症が点数に反映され，後遺症を呈する症例やリハビリテーションの効果評価に適している．発症時期や症状に応じて適切な評価法を選択することが重要である．本稿では，客観的評価法も含めた各評価方法について概説し，Sunnybrook法を用いた後遺症の長期経過評価について述べる．

Key words 柳原40点法（Yanagihara grading system），House-Brackmann法（House-Brackmann grading system），Sunnybrook法（Sunnybrook facial grading system），FaCE Scale

はじめに

顔面神経麻痺は耳鼻咽喉科以外にも，形成外科医，リハビリテーション科医，脳神経外科医など，様々な診療科が診察することがあり，用いる評価法もそれぞれの診療科において，その目的によって異なってくる．本邦において，耳鼻咽喉科領域では柳原40点法[1]が広く用いられており，急性期の経過の把握や予後予測においては非常に有用であるが，後遺症の程度やリハビリテーションの効果の評価には優れているとはいえない．また，国際的には顔面神経麻痺の評価法としてはHouse-Brackmann法[2]が広く用いられている．一方，リハビリテーション領域では，安静時非対称や病的共同運動などの後遺症が点数に反映されるSunnybrook法[3]が頻用されている．すなわち，時期や症状に応じて適切な評価法を選択する必要があり，急性期には柳原40点法，高度神経障害を呈し，後遺症を生じる可能性の高い症例や既に後遺症を認める症例ではSunnybrook法で評価するのが望ましいと考えられる．本稿では，Sunnybrook法を中心に，顔面神経麻痺の評価法について概説し，Sunnybrook法を用いた後遺症の長期経過について述べる．

顔面神経麻痺の評価法

顔面運動の評価法は大きく主観的評価法と客観的評価法に分けられる．本稿では特に後遺症の評価法を中心に述べる．主観的評価法の代表として柳原40点法，House-Brackmann法，Sunnybrook法などが，客観的評価法の代表として瞼裂比[4]などが挙げられる．主観的評価法は器具を要さず評価は容易であるが，検者間で点数に差異が出ることが問題点となる．客観的評価法は特別な器具を要するものが多く，汎用性に乏しいのが欠点である．

---

*1 Fujiwara Keishi，〒060-8638 北海道札幌市北区北15条西7丁目　北海道大学大学院医学研究科耳鼻咽喉科・頭頸部外科学分野
*2 Furuta Yasushi，〒006-8555 北海道札幌市手稲区前田1条12丁目1-40　手稲渓仁会病院耳鼻咽喉科・頭頸部外科，部長

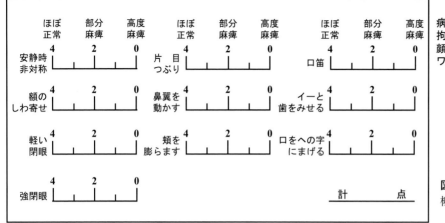

図 1. 柳原 40 点法

表 1. House-Brackmann 法

Grade		安静時	額の皺寄せ	閉眼	口角の運動	共同運動	拘縮	痙攣	全体的印象
I	Normal 正常	正常	正常	正常	正常	— なし	— なし	— なし	正常
II	Mild dysfunction 軽度麻痺	対称性 緊張 正常	軽度〜正常	軽く閉眼可能, 軽度非対称	力を入れれば動くが, 軽度非対称	— (±)	— (±)	— (±)	注意してみないとわからない程度
III	Moderate Dysfunction 中等度麻痺	対称性 緊張 ほぼ正常	軽度〜高度	力を入れれば閉眼可能, 非対称明瞭	力を入れれば動くが, 非対称性明瞭	＋ 中等度	＋ 中等度	＋ 中等度	明らかな麻痺だが, 左右差は著明ではない
IV	Moderately severe dysfunction やや高度麻痺	対称性 緊張 ほぼ正常	不能	力を入れても閉眼不可	力を入れても非対称性明瞭	＋＋ 高度	＋＋ 高度	＋＋ 高度	明らかな麻痺, 左右差も著明
V	Severe dysfunction 高度麻痺	非対称性 口角下垂 鼻唇溝消失	不能	閉眼不可	力を入れてもほとんど動かず	—	—	—	わずかな動きを認める程度
VI	Total paralysis 完全麻痺	非対称性 緊張なし	動かず	動かず	動かず	—	—	—	緊張の完全喪失

1. 柳原 40 点法[1]

顔面表情筋運動を安静時の対称性と 9 つの運動機能に区分して, 各々に正常(4 点), 部分麻痺(2 点), 完全麻痺(0 点)の 3 段階で評価し, スコア化する(図 1). 顔面を部位別に評価する regional system である. Bell 麻痺において, 発症 1 週間以内の柳原 40 点法スコアが予後と相関する[5]. 最悪時スコア 8 点以下は完全麻痺症例であり, 電気生理学的検査で高度の神経障害を呈し, 回復不良例が含まれるが, 近年, 10 点以下を完全麻痺とすべきという意見[6]もある. また, 検者により点数に差異があることが問題点として指摘されている[7]. 国際的には次項の House-Brackmann 法が一般に用いられており, 国際的な発表や英文誌への投稿の際には換算が必要となる[8]. 後遺症に関しては, 病的共同運動, ワニの涙, 顔面痙攣, 拘縮の 4 項目において, 「なし」「軽度」「中等度」「高度」の 4 段階で評価し付記する. そのため, 後遺症の程度がスコアに反映されず, 形成外科, リハビリテーション科領域では用い難い. 近年, この欠点を改善するための試案[9)10)]が提案されている.

治癒判定基準として, 1995 年に旧日本顔面神経

安静時対称性		随意運動時の対称性						病的共同運動			
眼： 正常　　0 　　 狭小　　1 　　 幅広　　1 　　 眼瞼手術 1			動きなし	わずかの動き	中等度の動き	ほぼ正常の動き	正常の動き	なし	軽度	中等度	高度
頬（鼻唇溝）： 　　 正常　　0 　　 欠損　　2 　　 浅い　　1 　　 深い　　1		額のしわ寄せ	1	2	3	4	5	0	1	2	3
		弱閉眼	1	2	3	4	5	0	1	2	3
		開口微笑	1	2	3	4	5	0	1	2	3
口： 正常　　0 　　 口角下垂　1 　　 口角ひきつれ 1		上唇を上げる	1	2	3	4	5	0	1	2	3
		口すぼめ	1	2	3	4	5	0	1	2	3
計 □				計 □				病的共同運動スコア			
安静時対称性スコア　計×5 □		随意運動スコア　計×4 □						計 □			
運動 □ － 安静 □ － 共同 □ ＝ 総合スコア □											

図 2. Sunnybrook 法

研究会(現日本顔面神経学会)により，「麻痺スコアが36点以上に回復し，病的共同運動や拘縮などの中等度以上の後遺症が残存しないもの」という定義が提唱され，広く用いられている[11]．治癒判定は発症後6ヶ月で行うとされているが，病的共同運動などの後遺症は発症6ヶ月以降に悪化する症例も多く[12]，治癒判定の時期に関しては再検討を要すると考えられる(後述)．

2．House-Brackmann 法[2]

上述の通り，国際的に最も広く用いられている評価法である．正常を grade Ⅰ，完全麻痺を grade Ⅵとして，安静時非対称，額のしわ寄せ，閉眼，口角の運動，共同運動，拘縮，痙攣，全体的印象の各項目で評価する gross system である(表1)．治療の最終段階を評価するうえでは有用であるが，運動時や安静時の非対称，共同運動などの後遺症の項目の grade が必ずしも一致しない点，Bell 麻痺や Hunt 症候群の非治癒例では大部分が grade Ⅲもしくは Ⅳに分類されてしまう点が欠点として挙げられる．

3．Sunnybrook 法[3]

Sunnybrook 法は Ross らが 1996 年に報告した評価法であり，随意運動スコアから安静時非対称スコア，病的共同運動スコアを引くことで算出され，拘縮や病的共同運動の程度がスコアに反映されている(図2)．表情筋運動と後遺症を総合的に評価する方法である．安静時の非対称は眼瞼，鼻唇溝，口角の状態によって3項目で0点，1点，2点(2点は鼻唇溝のみ)をつける．随意運動の評価は，額のしわ寄せ(forehead wrinkle)，軽い閉眼(gentle eye closure)，開口微笑(open mouth smile)，上唇挙上(snarl)，口笛(lip pucker)の5項目で行われ，1～5点の5段階で評価する．病的共同運動スコアは，随意運動と同様の5項目で0～3点，15点満点で評価する．複合スコアは随意運動スコアの素点を4倍したものから安静時非対称スコア×5と病的共同運動スコアを引くことにより算出される．正常状態では100点となり，随意運動の回復が良好でも安静時非対称や病的共同運動などの後遺症を認めるとスコアは低値となる．顔面の静的・動的対称性を総合的に評価できるため，リハビリテーションの効果判定[13)14]や病的共同運動に対するボツリヌス毒素療法の評価[14]に適する．北欧の Bell 麻痺に対するステロイド，抗ウイルス薬の効果における多施設二重盲検試験[15]でも治療効果判定に Sunnybrook 法が用いられている．Sunnybrook 法は，発症6～8ヶ月までは柳原40点法とよく相関するが，それ以降では相関が弱まることが指摘されている[13)16]．この解離は，柳原40点法は随意運動の回復点数が強調されるのに対して，Sunnybrook 法では後遺症の増悪が反映されているためと考えられている[13]．

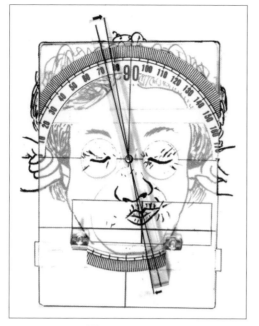

図 3. Saito Box
（文献 19 より引用）

4．瞼裂比[4]

口運動時の瞼裂狭小化を定量化したもので，口運動時の静止画から口運動時の患側と健側の瞼裂幅を測定することにより算出される．値が小さいほど病的共同運動の程度が強いことを示す．口運動時の静止画とノギスのみで計測可能であり，客観的評価法の中では最も汎用しやすい方法の 1 つである．リハビリテーションによる病的共同運動悪化予防の効果の指標[4)17)]や閉瞼に対するボツリヌス毒素療法の治療効果判定[18)]として用いられている．

5．Saito Box[19)]

2012 年に Saito が報告した方法であり，図 3 のような器具を用い，安静時の口唇偏位，閉瞼時の病的共同運動による口唇の偏位，口運動時の瞼裂狭小化を定量化する．柳原 40 点法や Sunnybrook 法に比べると検査にやや時間を要するが，再現性が高く，患者の自覚症状とも高い相関を示す[20)]．

6．筋電図法

表情筋より筋電図を記録し，随意収縮により得られた複合活動筋電図波形を積分処理することで筋収縮量を定量化し，健側との比を取る[21)]．表情筋の回復とともに健側に対する比が上昇する．楯らは，健常人に比べ，安静時や病的共同運動時の筋電図積分値の左右比（患側／健側）が上昇することから，後遺症の評価へも用いることができると報告している[22)]．

7．Optical flow 法

Optical flow とは，動画像中の運動物体における移動速度ベクトルであり，顔面の個々の画素の動きの移動方向と移動量を定量的に求める方法である[23)]．ビデオ画像から計測することが可能であり侵襲性がなく，局所の微細な変化も検出可能であるが，専用の解析ソフトを要する．

8．マーカー法

顔面にマーカーを貼付し，移動距離，軌跡，速度などを解析するものである．逆行性反射球や赤外線反射マーカーを用いる方法がある．宮下[24)]は，マーカー法を用いて病的共同運動の評価を行い，簡便性には問題あるものの，肉眼では検出できない軽微な運動まで検出可能で，他覚的な病的共同運動評価法の 1 つとして有用であると報告している．

9．FaCE Scale

これまでの評価法は主観的，もしくは客観的に顔面表情筋運動や後遺症を評価したものであるが，患者の自覚症状としての評価は不可能である．顔面神経麻痺やその後遺症は患者の QOL に大きな影響を与え[25)26)]，我々医療者の評価と患者自身の自覚症状とに解離が認められることも経験する．自覚症状の評価法の 1 つとして FaCE Scale[27)] があり，日本語版（図 4）も用いられている[28)]．FaCE Scale は 15 項目のアンケートからなり，顔面の運動，顔面の感覚，食事摂取，目の感覚，涙液分泌，社会活動のサブグループに分けられる．各項目 1～5 点で最高点は 75 点となる．当科においても顔面神経麻痺後遺症に対するメーキャップ治療の評価として使用している[29)]．

予後判定の時期

前述のとおり，現在，末梢性顔面神経麻痺の治

		できない	集中時のみ	少し	ほぼ正常	正常
1	笑う時，麻痺側の口を動かせる	1	2	3	4	5
2	麻痺側の眉を上げることができる					
3	口をすぼめる時，麻痺側の口を動かせる					
		いつも	殆どいつも	時々	稀に	全然ない
4	顔がこわばる					
5	顔を動かすとつっぱり感や痛みを感じる					
6	目の乾き，刺激，かゆみを感じる					
7	麻痺側の眼に目薬を使う					
8	麻痺側の眼は，涙が出すぎる					
9	食事が食べにくい					
10	飲食物が口からこぼれる					
11	周りの人と変わらない活動ができない					
12	周りの人から顔の異常で差別される					
		とても思う	思う	どちらでもない	思わない	全く思わない
13	顔の疲れを感じる					
14	人と会ったり社会活動に参加できない					
15	人前で食事するのを避ける					

図 4. FaCE Scale 日本語版（文献 28 より引用）

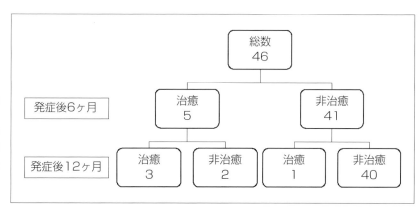

図 5. 発症後 6 ヶ月，12 ヶ月での治癒非治癒判定
発症後 6 ヶ月で治癒判定であった 5 例のうち 2 例が 12 ヶ月で非治癒判定となった（文献 30 より引用）

癒判定は 1995 年の申し合わせ事項[11]に従い，発症 6 ヶ月の時点で行われている．発症後 6 ヶ月で病的共同運動を認める症例は，発症後 12 ヶ月にかけて悪化を認める例も多く[12]，判定後の後遺症の悪化が十分に反映されていない恐れがある．当科における検討[30]でも，発症 6 ヶ月の時点で病的共同運動を認め，12 ヶ月まで経過観察し得た 46 例のうち，発症後 6 ヶ月で治癒判定であった 5 例のうち 2 例が 12 ヶ月の時点で非治癒判定となり，6 ヶ月で非治癒判定であった 41 例のうち 1 例は表情筋運動の改善がみられ治癒判定となった（図 5）．どの時点まで経過観察すべきかは検討課題であるが，発症 6 ヶ月の時点で病的共同運動を認める症例では，病的共同運動悪化の有無に関してさらなる経過観察が必要である．

Sunnybrook 法・瞼裂比を用いた後遺症長期経過の評価

前述のとおり，病的共同運動を中心とした顔面神経麻痺の後遺症は発症 6 ヶ月以降悪化することがあり，その評価は柳原 40 点法よりも Sunnybrook 法が適している．専門的リハビリテーションを行った症例において，後遺症の長期経過を Sunnybrook 法・瞼裂比によって観察した当科のデータ[31]を示す．

対象は，発症後 6 ヶ月の時点で病的共同運動を認めた末梢性顔面神経麻痺 37 例（Bell 麻痺 15 例，Hunt 症候群 22 例）であり，全例に言語聴覚士による専門的リハビリテーション指導を行った．発症後 6 ヶ月，9 ヶ月，12 ヶ月の顔面表情筋運動ビデオ記録から柳原 40 点法スコア，Sunnybrook 法ス

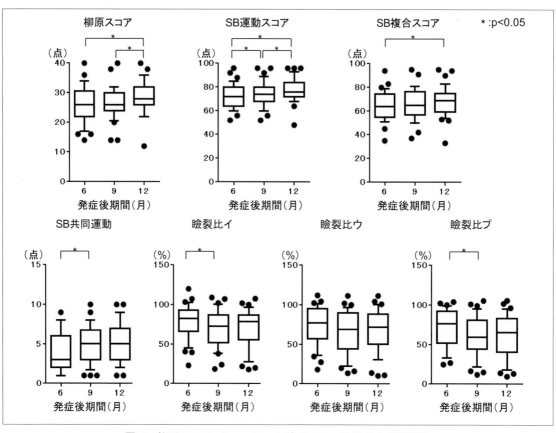

図 6. 柳原スコア，Sunnybrook 法スコア，瞼裂比の長期経過
表情筋運動が有意に改善した一方で，病的共同運動の有意な悪化も認めた（文献 31 より引用）

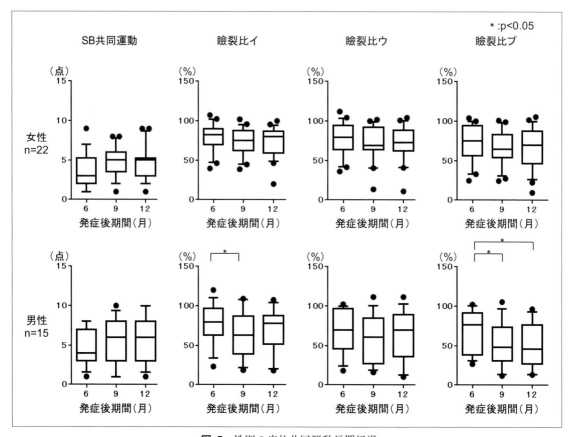

図 7. 性別の病的共同運動長期経過
女性群では病的共同運動の有意な悪化を認めなかったのに対し，男性群では瞼裂比において有意な悪化を認めた（文献 31 より引用）

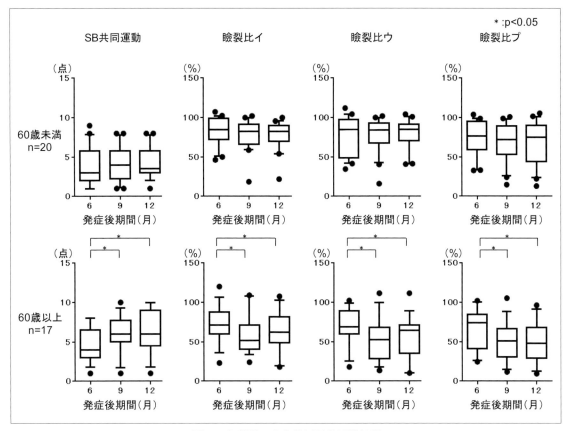

図 8. 年齢別の病的共同運動長期経過
60 歳未満群では病的共同運動の有意な悪化を認めなかったのに対し,60 歳以上群では Sunnybrook 法病的共同運動スコア,瞼裂比において有意な悪化を認めた(文献 31 より引用)

コア,瞼裂比を算出した.評価は 1 名の耳鼻咽喉科専門医が行い,ビデオ記録は評価者には発症時期をブラインドにして提示し,より客観的に評価を行った.全 37 例の結果では,柳原 40 点法スコア,Sunnybrook 法運動スコア,複合スコアが有意に改善し,表情筋運動の有意な改善が示された一方で,共同運動スコア,瞼裂比に有意な悪化を認めた(図 6).男女別で分けて検討したところ,女性群(n=22)において病的共同運動の有意な悪化を認めなかったのに対し,男性群(n=15)では瞼裂比において有意に悪化していた(図 7).また,年齢別の検討では,60 歳未満群(n=20)では有意な悪化を認めなかったが,60 歳以上群(n=17)では Sunnybrook 法共同運動スコア,瞼裂比とも有意に悪化した(図 8).柳原 40 点法のみでは,表情筋運動の改善に伴いスコアが上昇するが,病的共同運動の程度が反映されず,後遺症症例の長期経過を追う際には,Sunnybrook 法や瞼裂比などを用いて,後遺症の程度を評価する必要がある.

文献

1) 柳原尚明,西村宏子,陌間啓芳ほか:顔面神経麻痺程度の判定基準に関する研究.日耳鼻,**80**:799-805, 1977.
2) House JW, Brackmann DE:Facial nerve grading system. Otolaryngol Head Neck Surg, **93**:146-147, 1985.
3) Ross BG, Fradet G, Nedzelski JM:Development of a sensitive clinical facial grading system. Otolaryngol Head Neck Surg, **114**:380-386, 1996.
   Summary 顔面神経麻痺症例へのリハビリテーション前後の評価において,House-Brackmann 法に対して Sunnybrook 法の有用性を示した.
4) Nakamura K, Toda N, Sakamaki K, et al:Biofeedback rehabilitation for prevention of synkinesis after facial palsy. Otolaryngol Head Neck Surg, **128**:539-543, 2003.

5) Hato N, Fujiwara T, Gyo K, et al：Yanagihara facial nerve grading system as a prognostic tool in Bell's palsy. Otol Neurotol, 35：1669-1672, 2014.

6) 羽藤直人, 藤原崇志, 山田啓之ほか：40点法（柳原法）による麻痺スコアの採点法．Facial N Res Jpn, 34：67-68, 2014.

7) 松代直樹：麻痺スコア（40点法）の検者による差異　顔面神経麻痺の専門家9人と全国の一般耳鼻咽喉科勤務医47人での検討．Facial N Res Jpn, 29：63-65, 2009.

8) 佐藤靖夫, 大内利昭, 吉原重光ほか：40点法とHouse-Brackmann法の互換表　検者間のばらつきからみた検討．Facial N Res Jpn, 14：163-166, 1994.

9) 羽藤直人：顔面神経麻痺の後遺症評価　柳原法における後遺症評価．Facial N Res Jpn, 28：17-19, 2008.

10) 濱田昌史, 小田桐恭子, 塚原桃子：顔面神経麻痺の評価法：40点法の見直しは必要か？　40点法の利点／欠点に基づいた修正案をみんなで提案しよう！　Facial N Res Jpn, 35：31-33, 2015.

11) 小松崎 篤, 冨田 寛, 柳原尚明ほか：末梢性顔面神経麻痺の治療効果判定についての申し合わせ事項試案（平成7年3月25日）．Facial N Res Jpn, 15：227-230, 1995.

12) Fujiwara K, Furuta Y, Nakamaru Y, et al：Comparison of facial synkinesis at 6 and 12 months after the onset of peripheral facial nerve palsy. Auris Nasus Larynx, 42：271-274, 2015.
Summary 発症6ヶ月の時点で病的共同運動を認めた末梢性顔面神経麻痺19症例において, 発症12ヶ月にかけて病的共同運動は有意に悪化した.

13) 栢森良二：顔面神経麻痺後遺症の評価法　Sunnybrook法と柳原法との比較．Facial N Res Jpn, 24：107-109, 2004.

14) 大谷文雄, 古田 康, 相澤寛志ほか：顔面神経麻痺後遺症におけるSunnybrook評価法　ボツリヌス毒素療法前後での比較．Facial N Res Jpn, 25：73-75, 2005.

15) Engström M, Berg T, Stjernquist-Desatnik A, et al：Prednisolone and valaciclovir in Bell's palsy：a randomised, double-blind, placebo-controlled, multicentre trial. Lancet Neurol, 7：993-1000, 2008.

16) Berg T, Jonsson L, Engström M：Agreement between the Sunnybrook, House-Brackmann, and Yanagihara facial nerve grading systems in Bell's palsy. Otol Neurotol, 25：1020-1026, 2004.
Summary 代表的な3つの評価法についてその一致度を解析した．柳原40点法とSunnybrook法はよく相関するが, 発症6ヶ月以降では解離がみられる.

17) 藤原圭志, 古田 康, 山本奈緒子ほか：リハビリテーションによる病的共同運動悪化抑制に関する検討．Facial N Res Jpn, 35：96-98, 2015.

18) Azuma T, Nakamura K, Takahashi M, et al：Mirror biofeedback rehabilitation after administration of single-dose botulinum toxin for treatment of facial synkinesis. Otolaryngol Head Neck Surg, 146：40-45, 2012.

19) Saito H：A simple objective evaluation and grading for facial paralysis outcomes. Acta Otolaryngol, 132：101-105, 2012.

20) 我那覇章, 赤澤幸則, 比嘉輝之ほか：顔面神経麻痺の評価におけるSaito Box有用性の検討．Otol Jpn, 24：627, 2014.

21) 佐藤由宇, 浜田昌史, 中谷宏章ほか：顔面神経麻痺程度の定量的評価法　積分筋電図と表情運動スコアの比較．Facial N Res Jpn, 15：95-100, 1995.

22) 楯 敬蔵, 濱田昌史, 中谷宏章ほか：積分筋電図による顔面神経麻痺後遺症の評価．Facial N Res Jpn, 25：70-72, 2005.

23) 田中一郎, 南谷晴之：Optical Flowを利用した顔面神経麻痺治療の定量的評価法　顔面神経麻痺による口唇変形に対するボツリヌストキシン治療評価への応用．Facial N Res Jpn, 24：75-77, 2004.

24) 宮下仁良：顔面神経麻痺の後遺症評価　赤外線カメラを用いた病的共同運動の客観的評価．Facial N Res Jpn, 28：29-30, 2008.

25) 武市美香, 東 貴弘, 上枝仁美ほか：末梢性顔面神経麻痺の後遺症発症患者のQOLについて．Facial N Res Jpn, 23：168-170, 2003.

26) Coulson SE, O'Dwyer NJ, Adams RD, et al：Expression of emotion and quality of life after facial nerve paralysis. Otol Neurotol, 25：1014-1019, 2004.

27) Kahn JB, Gliklich RE, Boyev KP, et al：Validation of a patient-graded instrument for facial

nerve paralysis : the FaCE scale. Laryngoscope, **111** : 387-398, 2001.
28) 飴矢美里, 羽藤直人, 澤井尚樹ほか：患者アンケートを用いた顔面神経麻痺後遺症に対するリハビリテーションの効果検討. Facial N Res Jpn, **29** : 124-126, 2009.
29) 藤原圭志, 古田　康, 青木和香恵ほか：当科における顔面神経麻痺患者に対するメーキャップ治療の現況. Facial N Res Jpn, **36**, 2016 (in press).
30) 藤原圭志, 古田　康, 福田　諭：病的共同運動の発症経過と評価法. Facial N Res Jpn, **35** : 9-11, 2015.
31) 藤原圭志, 古田　康, 福田　諭：顔面神経麻痺の評価 up-to-date　後遺症の評価. Facial N Res Jpn, **36**, 2016 (in press).

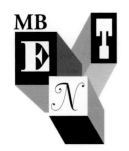

◆特集・顔面神経麻痺のリハビリテーションによる機能回復

急性期リハビリテーションのアプローチ
―PT の立場から―

立花慶太[*1] 松代直樹[*2]

Abstract 顔面神経麻痺に対する理学的アプローチは，後遺症の予防・改善が主な目的となる．急性期では，顔面筋マッサージ・温熱療法・上眼瞼挙筋による開瞼運動・日常生活における注意点を指導する．顔面筋の収縮が認められた時期より，視覚・触覚を用いたフィードバック療法を追加指導する．患者用パンフレットなどを用いて症例にわかりやすく指導することが重要である．本稿では，主に急性期の理学的アプローチについて，イラストを加えて具体的に解説する．

Key words 顔面神経麻痺(facial palsy)，リハビリテーション(rehabilitation)，顔面拘縮(contracture)，病的共同運動(synkinesis)，生活の質(quality of life；QOL)

はじめに

顔面神経麻痺の予後予測には，electoroneurography(以下，ENoG)[1]などの電気生理学的検査が一般的に用いられる．ENoG は，10％以下の症例で予後不良[2]，20％以下の症例で病的共同運動の出現頻度が高く，その程度も強い[3]とされる．ENoG が 20％以下の顔面神経完全麻痺患者では，表情筋の随意運動障害や安静時非対称性，顔面拘縮や病的共同運動といった後遺症(図 1)により QOL や満足度が低下するため[4,5]，効果的なリハビリテーション・アプローチが必要である．

顔面神経麻痺に対するリハビリテーションについては，1990 年代後半より表情筋の粗大筋力強化や低周波治療は迷入再生による病的共同運動を誘発するとされ，表情筋の運動はゆっくりとした小さな運動を用いることが推奨されている[6,7]．

実際のアプローチについては，表情筋の随意運動を行わず，頻回な伸長マッサージや上眼瞼挙筋による開瞼運動を行うことで 1 年後の機能帰結が良好である[8]．鏡や EMG 機器を用いて視覚的に正しい表情運動をフィードバックすることで，眼輪筋や口輪筋の分離運動を促すミラーバイオフィードバックが病的共同運動の予防に有効である[9]といった報告がある．筆者らは，顔面筋マッサージを高頻度で，視覚や触覚を用いたフィードバックを正確に実施すると，病的共同運動や顔面拘縮といった後遺症に効果的であると報告した[10,11]．

しかし，2010 年の顔面神経麻痺に対する理学療法の実施状況調査[12]では，依然として 32％の施設で低周波治療が行われていたと報告されており，リハビリテーション・アプローチやその意義についての啓発が必要とされている．

そこで，顔面神経麻痺のリハビリテーションにおける啓発活動として，2010 年より本号の企画編集者である栢森を筆頭に，顔面神経麻痺のリハビリテーション技術講習会を開催している．

本稿では，2016 年に開催された第 7 回顔面神経

[*1] Tachibana Keita, 〒591-8025 大阪府堺市長曾根町 1179-3 大阪労災病院中央リハビリテーション部,
主任理学療法士
[*2] Matsushiro Naoki, 〒543-0035 大阪市天王寺区北山町 10-31 大阪警察病院耳鼻咽喉科, 部長／顔面神経・難聴センター長

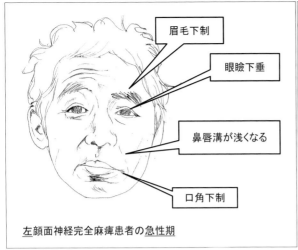
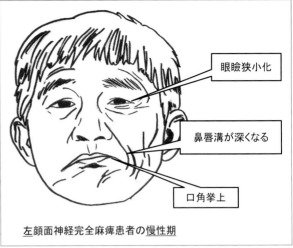

a. 安静時非対称性　　　　　　　　　　b. 顔面拘縮

c. 病的共同運動①　　　　　　　　　　d. 病的共同運動②

図 1．時期により異なる特徴的な症状
（立花慶太：第5章 末梢神経 2．顔面神経麻痺．潮見泰藏（編）：331-341，ビジュアル実践リハ 脳・神経系リハビリテーション．羊土社，2012．より改変）

麻痺のリハビリテーション技術講習会で，筆者が報告した内容を要約し，急性期の理学的アプローチについて，イラストを加えて具体的に解説する．

リハビリテーションの実施基準

対　象：ENoG 20％未満である重度の顔面神経麻痺患者
目　的：後遺症の予防・改善
指導頻度：1～2回／月（患者1人につき計20回以上指導）
リハ期間：発症初期～発症後1年以上

リハビリテーション・アプローチ

1．顔面筋マッサージ・ストレッチ（図2）

1）前頭筋・広頸筋・眼輪筋・口輪筋・頬骨筋に対して行う．

2）表情筋をほぐす感じで，顔に力を入れずリラックスして行うことが重要である．

3）特に，顔面マッサージが不慣れな男性においては，顔に力が入りやすいため注意が必要である．

4）顔面筋マッサージやストレッチは，できるだけたくさん行うことが大切である．

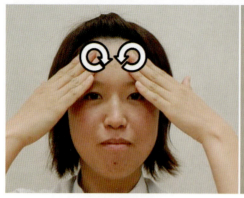

a．前頭筋

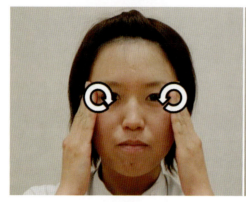

b．広頸筋

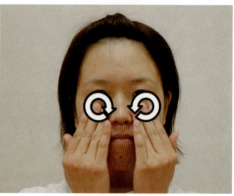

c．眼輪筋

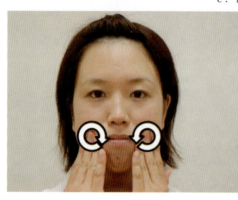
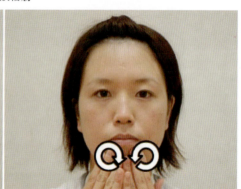

d．口輪筋

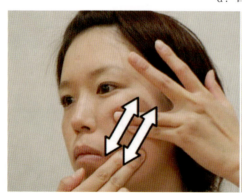
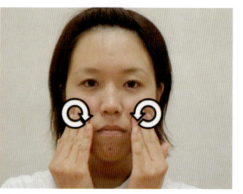

e．頰骨筋

図 2．顔面筋マッサージ&ストレッチ

2．温熱療法（図3）
1）蒸しタオルを使用すると便利である．
2）熱傷には十分注意する．
3）1日5〜10分を3回行う．

3．上眼瞼挙筋による開瞼運動（図4）
1）前頭筋が収縮しないように注意し，鏡を見ながら持続的な開瞼を行う．
2）指導者は，「遠くを見つめる」「白目を大きくみせる」「目力を使う」など，患者が理解しやすいよう指示を工夫する．
3）1日に3秒開瞼を10回3セット行う．
4）視覚・触覚フィードバックを正確に実施するために必要不可欠な運動である．
5）鏡なしでも適切にできるようになれば，食事時や会話時など日常生活にも取り入れる．
6）初めは，非常に難しいが諦めず繰り返し練習することが大切である．

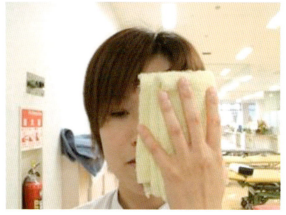

図3．温熱療法

4．日常生活指導
1）強く眼を閉じる，力一杯頬をふくらませる，表情豊かに笑うなどといった強力な粗大運動や低周波治療は避ける．
2）粗大運動をしてしまったら，すぐに顔面筋マッサージやストレッチを行う．
3）1日中，顔がリラックスした状態を保つよ

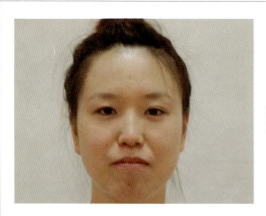
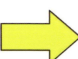
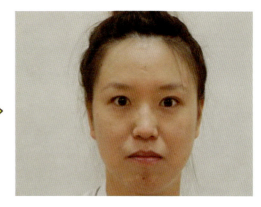
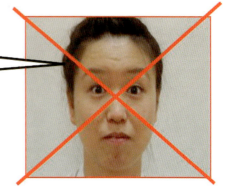

図4．上眼瞼挙筋による開瞼運動

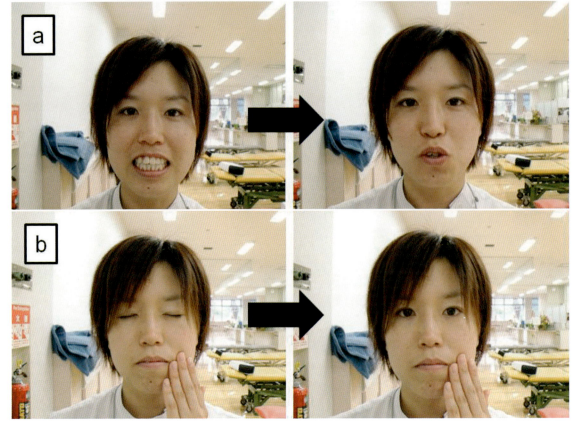

図 5. 視覚・触覚を用いたフィードバック療法
a：鏡で確認し目を開けながら口を動かす運動
b：手で確認し口を動かさずに目を閉じる運動

うに心がける.

4）食事や会話時には，目を大きく見開くように心がける.

5．視覚・触覚フィードバック（図 5）

鏡で確認し目を開けながら口を動かす運動（a），手で確認し口を動かさずに目を閉じる運動（b）を行う.

顔面筋の過剰な随意収縮が入らないよう，適切にフィードバックすることが重要である.

以下に，視覚・触覚フィードバックの頻度や注意点について説明する.

1）上眼瞼挙筋による開瞼運動を習得させる.
2）訓練前には顔面筋マッサージを行う.
3）必ず鏡を見ながら（手で確認しながら）集中して行う.
4）1 セットは 10 回とし，集中して実施させる.
5）1 セットが終了するまで目が閉じないよう意識し，開瞼を持続させる.
6）病的共同運動が強く出現しない程度に，口を動かす（目を閉じる）強度を調整する.
7）訓練後にも顔面筋マッサージを行う.

おわりに

今回は，急性期の理学的アプローチについて，イラストを加えて具体的に解説した.

顔面神経麻痺のリハビリテーションは，早期に麻痺を改善させることではなく，後遺症を予防することが目標であることを理解する. 表情筋の粗大筋力強化や低周波治療は，表情筋を区別なく同時に動かすこととなり，後遺症を増強させる恐れがあるため絶対にさせないことが重要である.

発症早期より，顔面筋マッサージを頻回に行い，上眼瞼挙筋による開瞼運動を習得させる. 表情筋の収縮が認められた時期より，視覚・触覚を用いたフィードバック方法を適切に指導することで，後遺症の予防・改善効果が期待できる. また，日

常生活での注意点を適切に理解させることも重要である.

我々は,特殊な機械などを使用せず,どのような施設でも簡単に実施できる効果的なリハビリテーション・アプローチを追及している.本稿を通して,少しでも日々の臨床に活用いただければ幸いである.また,顔面神経麻痺のリハビリテーションに興味を抱いているスタッフは僅かだが,本稿をきっかけに興味を持たれる先生が1人でも増えることを切に願っている.

参考文献

1) Esslen E：Electromyography and electroneurography：93-100, Facial Nerve Surgery. Birmingham, Alabama, Aesculapius Publishing Co, 1977.
2) 小池吉郎,青柳 優,鈴木八郎ほか：末梢性顔面神経麻痺の予後早期診断について.耳鼻臨床,74：141-155, 1981.
3) 東 貴弘,中村克彦,武市美香ほか：病的共同運動の発症を予防するためのバイオフィードバック療法の適応について.Facial N Res Jpn, 22：158-160, 2002.
4) 立花慶太,大沼寿美江,松代直樹：顔面神経麻痺患者のQOL帰結に関わる因子の検討―Facial Clinimetric Evaluation Scaleを用いて―. Facial N Res Jpn, 32：143-145, 2012.
5) 立花慶太,佐藤 崇,松代直樹：顔面神経麻痺患者の満足度に関わる因子の検討.Facial N Res Jpn, 33：163-165, 2013.
6) 栢森良二：顔面神経麻痺リハビリテーションの電気生理学的評価.臨床リハ, 7：17-23, 1998.
7) Jacqueline HD：Therapy for synkinesis following facial paralysis. J Clin Rehabili, 7：25-34, 1998.
8) 栢森良二,三上真弘：顔面神経麻痺の理学療法による効果.Facial N Res Jpn, 28：152-154, 2008.
9) Nakamura K, Toda N, Sakamaki K, et al：Biofeedback rehabilitation for prevention of synkinesis after facial palsy. Otolaryngol Head Neck Surg, 128：539-543, 2003.
10) 立花慶太,松代直樹：当院の顔面神経麻痺に対するリハビリテーション.Facial N Res Jpn, 28：141-143, 2008.
11) 立花慶太,松代直樹：当院における顔面神経麻痺に対するリハビリテーションの効果.Facial N Res Jpn, 29：127-129, 2009.
12) 森嶋直人：当地域における末梢性顔面神経麻痺に対する理学療法の実際.Facial N Res Jpn, 30：131-133, 2010.

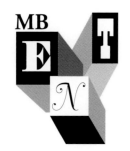

◆特集・顔面神経麻痺のリハビリテーションによる機能回復

顔面神経麻痺のマニュアル・セラピー
―STの立場から―

山本奈緒子[*1]　古田　康[*2]　藤原圭志[*3]

Abstract　末梢性顔面神経麻痺は，Bell麻痺やHunt症候群，外傷，腫瘍などが原因で表情筋の機能不全を呈し，高度な神経障害を生じた例においては，3～4ヶ月経過してから様々な後遺症を生じる可能性がある．いったん出現した後遺症は自然回復することはなく，後遺症を予防軽減することがリハビリテーション（以下，リハ）の目的である．患者は発症直後の急性期はもちろん，後遺症が出現してからも，長期にわたり不快な症状が持続し，日常生活に大きな影響がでる．リハについては，時期や重症度により各種のメニューが推奨されているが，麻痺や後遺症の程度，患者の理解度や器用さ，精神面などによって，実際の場面ではすべての症例がマニュアル通りには行えるわけではない．リハが必要とされる患者の訴えを傾聴し，表情の変化をよく観察し，長い治療期間モチベーションが持続するようなセラピストの関わりが大切である．

Key words　リハビリテーション（rehabilitation），急性期（acute phase），生活指導（lifestyle guidance），後遺症（sequelae），精神的ケア（mental care）

はじめに

末梢性顔面神経麻痺は，表情筋の機能不全を呈し，高度な神経障害を生じた例においては，3～4ヶ月経過してから病的共同運動や顔面拘縮など様々な後遺症を生じ，患者は日常生活において自然な表情や発話，食事など身体的・精神的な問題を抱えることとなる．いったん出現した後遺症は自然回復することはなく，後遺症を予防軽減することがリハの目的とされる[1]．末梢性顔面神経麻痺はBell麻痺やRamsay Hunt症候群（以下，Hunt症候群），外傷，中耳炎，腫瘍など様々な原因で発症する．その中でも発症頻度として高いBell麻痺・Hunt症候群は高齢になるにつれ増加するとされ，リハが必要とされる患者は少なくない．

今回は，当院でのリハ依頼患者数の多いBell麻痺・Hunt症候群の重症例を中心にリハの実際について概説する．

当院における患者概要

当院は656床の急性期総合病院であり，2009年から言語聴覚士（以下，ST）が末梢性顔面神経麻痺に対する専門的リハを担当している．対象はBell麻痺やHunt症候群，腫瘍による顔面神経再建後，外傷などが挙げられる．2009～2016年4月までのリハ症例は202例で，Bell麻痺48%，Hunt症候群33%，腫瘍による神経再建8%，外傷6%，その他は脳血管障害やギランバレー症候群などであった．STがリハを開始した2009年の依頼患者数は4例であったが，2010年には25例となり，その後も年毎に増加し，現在は1年間に40例前後となっている．リハ依頼例は耳鼻咽喉科

[*1] Yamamoto Naoko, 〒006-8555　北海道札幌市手稲区前田1条12丁目1-40　手稲渓仁会病院　リハビリテーション部，主任
[*2] Furuta Yasushi, 同病院耳鼻咽喉科・頭頸部外科，副院長
[*3] Fujiwara Keishi, 〒060-8638　北海道札幌市北区北15条西7丁目　北海道大学大学院医学研究科耳鼻咽喉科・頭頸部外科学分野

を受診した全例ではなく，電気生理学的検査であるelectroneurography(以下，ENoG)値が20%以下の症例，入院治療を行った症例(全体の10%程度)，医師からのリハ指導のみでは理解が不十分な高齢者，他院で初期治療後リハ目的に当院へ紹介された回復不良例や，病的共同運動の悪化傾向が認められた例(約25%)となっている．2009年以降，当院耳鼻咽喉科を初診したBell麻痺・Hunt症候群の新患症例530例のうち約半数にあたる．年齢は10～90代までと幅広くみられたが，60歳以上が全体の約半数を占めている．末梢性顔面神経麻痺の原因として最も多いBell麻痺の罹患率は，人口10万人にあたり年間約20人であり，北海道においては年間約1,100人が発症していると推定される．しかし，北海道において専門的リハを施行している施設は多くはなく，リハが必要な患者に十分対応できているとは言い難い．そのため，当院には北海道内各地から末梢性顔面神経麻痺の診断・治療・リハのトータルケアを目的に，多くの患者が来院しているのが現状である．

当院における急性期リハ

耳鼻咽喉科を受診した患者は，医師より末梢性顔面神経麻痺の回復や後遺症について，図やビデオを提示され説明を受けたのちリハが開始される(図1)．入院の場合は入院期間中の7～10日前後継続して介入し，その後外来リハへ移行となる．当院においては高度麻痺を呈したHunt症候群，糖尿病を合併したBell麻痺例，遠隔地在住のため通院が困難な例が入院となることが多い．従って，この中にはENoG値が20%以上で1～2ヶ月で治癒が見込める患者も含まれている．外来通院患者の場合，ENoGを施行する発症10～14日目以降に専門的リハが依頼される．ENoG値が20%以上で1～2ヶ月で治癒が見込める患者においては，医師によるリハ指導のみで専門的リハを依頼されることは少ない．従って，専門的リハが依頼される例はENoG値が20%未満の，後遺症が生じることがほぼ確実な例である．外来リハの頻度は，発

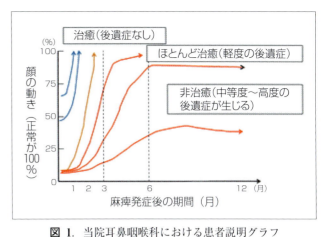

図 1．当院耳鼻咽喉科における患者説明グラフ
【いつ頃よくなるのでしょう？】
麻痺の程度と電気生理学的検査結果からいつ頃よくなるかを説明している

症1～2ヶ月の急性期は2週に1回2単位40分，発症3ヶ月以降は月1回2単位40分で指導を行う．患者の多くは，突然発症した麻痺により瞬目が困難となったり，嗽や食事が不自由になってしまう．加えて顔貌の変化にショックを受け混乱した状態となり，医師の説明を十分に理解できていないままリハが開始されることも多い．リハの目的は後遺症の予防軽減であるが，患者はリハを行うことで末梢性顔面神経麻痺が完治すると認識していることがある．また，「眼が閉じられない」「口から水が漏れる」「食事の時に口が開かない」といった今起こっている症状に対する不安が強く，今後出現する可能性のある後遺症までイメージし理解することは難しい．完全麻痺の患者の中には，そのような生活の不自由を何とか改善しようと，既に強力な表情筋運動を行っている場合もある．そのため，初回のリハにおいては，患者の不安や焦りを傾聴し，今以上に落ち込みが増さないように精神面に配慮しながらも，末梢性顔面神経麻痺におけるリハの目的を再度説明し，今後出現する病的共同運動や顔面拘縮などの後遺症についても，わかりやすい内容で繰り返し説明する必要がある．

そして，それらの後遺症について，予防軽減のためにはどのようなことを注意しなければならないかといった生活指導を十分理解してもらう．具体的には，表情筋の強力で粗大な運動を避け，常

にリラックスした状態を保つこと，表情筋を強力に動かす習慣がないかを確認し，食事や発話時にはできるだけ眼を大きく開けておくこと[2]，大きな口を開けて食事をしないことなどを生活の中に意識付けできるよう促す．また，発症直後の患者の訴えをよく傾聴し，生活の不自由が軽減されるような提案を行うことも重要である．具体的には，閉眼が困難な訴えには眼球保護の目的で洗顔や洗髪時に水や石鹼が眼に入らないようタオルなどで保護することや，就寝時には眼帯や保護テープなどで乾燥や傷を予防することを指導する．嚥や飲食時での口唇からの流出に対しては，取り込みの方法や麻痺側を抑えるなどの提案を行う．次に，麻痺の程度を評価する．評価については，発症6ヶ月くらいまでは柳原40点法で行い，病的共同運動が出現してくる3ヶ月頃からSunnybrook法を用いて評価している（本誌「顔面神経麻痺の臨床的評価法」7～15頁参照）．

具体的なリハ内容は，栢森[1]が推奨する内容に準じ，写真付きのパンフレットを用いて行う．① 温湿布：ホットタオルを用いて血流や滞ったリンパ流を改善する目的で行う．マッサージの前だけではなく，表情筋のこわばりや疲労感がある時や，気温が低い時期に外出から帰った時など適宜行う．② 表情筋の用手的な筋伸張マッサージ・ストレッチ：写真付きパンフレットを用いて実際にSTが実施して示す．患者の多くは「どのくらいの強さがいいか」「速さはどのくらいがいいか」「1日何回行うのか」と具体的な指示を望んでいる．顔面の左右とも行い，皮膚をなぞるのではなく表情筋を全体的に伸張させるように具体的に触って指導を行う．口輪筋の非麻痺側への偏倚が強い場合には，非麻痺側を正中へ寄せて麻痺側口輪筋をしっかり伸張させる．マッサージの際には開瞼を意識する．回数はできる限り多く行うよう指導するが，個人の生活スタイルによっては負担に感じる場合もあり，継続可能な回数から行う．③ 開瞼運動：動眼神経支配である上眼瞼挙筋を使い，眼輪筋のストレッチを行う．非麻痺側の前頭筋や上

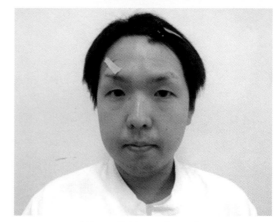

図 2．前額テーピング例
健常人で示した

眼瞼挙筋を過剰に動かしてしまう患者の場合は，麻痺側に意識を向け，最初はわずかに上眼瞼挙筋が動く程度でもいいので，少しずつ開瞼時間を延長させる．前頭筋の収縮も多少は促されるが，今後追加となるミラーフィードバックを行ううえでも急性期の段階で指導を行う．④ 前額部テーピング（図2）：前額部の左右差による非麻痺側の過緊張や，視野の狭小化が著明な例に行う[2]．透明テープなどあまり目立たないテープを用いて，軽く閉眼ができる程度に前頭筋を斜め方向に持ち上げて貼る．これらのメニューを自宅で継続できるよう指導を行っているが，パンフレットを渡しても，記銘力や理解力の低下を認める高齢者や，脳血管障害後の高次脳機能障害を認める患者では，帰ってから忘れてしまったり，混乱してしまい自己流となってしまうこともある．そのため，個別の注意点を書き込んだり，ご本人の写真に変更して渡したり，一度にすべてを指導せず，確実に習得できた内容から段階的に追加するなどの工夫を行う．その後2回目以降の外来リハの際には，初回の説明が理解されていたかを確認するとともに，問診にて自覚症状や生活状況，リハの実施状況についてできるだけ詳しく尋ねる．発症2～3ヶ月が経過し生活の不自由さはあっても，麻痺の回復が徐々にみられるようになると，発症直後のような閉眼困難や食事に対する訴えは減少してくると同時に，発話や食事時には開瞼を意識することや，日常生活で粗大で強力な運動を行わないなどの意識が薄くなってくることがある．そのため，生活

場面で顔に力を入れている習慣がないか，常にリラックスした状態を保つよう意識しているか，自己リハの頻度は減少していないかなどを確認するとともに，目の前に現れている症状のみではなく，今後起こりうる後遺症予防について再度説明し理解を深める．また，動きがみられない患者においては，変化がないことでさらに落ち込みが増していることがあるが，そのような時でも今はまだ動きを認めてはないが，自己リハは上手く行えていることを褒め，回復には長い期間がかかるが諦めずに続けるよう励まし，意欲が持続するよう細やかな配慮が必要である．

当院における回復期リハ

高度～中等度の神経障害（ENoG 値 20％ 未満）を呈した患者では，発症 3～4 ヶ月目から病的共同運動が生じ始める．発症 3 ヶ月頃より医師の指示のもとミラーフィードバックを追加する[1]～[5]．鏡を見ながら，口輪筋や眼輪筋の分離運動を繰り返し行う方法で，具体的には，① しっかり開瞼を行ってから，閉眼しないように意識して，ゆっくりと口輪筋の横引きやすぼめの分離運動を行う．② 手で麻痺側の頬・口唇が動かないか触診しながら，ゆっくりと閉眼し眼輪筋のみの分離運動を行う．外来リハ中には病的共同運動が出現していなくても，次回の外来リハまでに出現する可能性があるため，口運動時の病的共同運動であれば，眼輪筋のわずかな収縮を見逃さないように意識してもらい，必ず鏡を見ながら，軽く，ゆっくりと行うよう指導する[3]．病的共同運動の出現は自覚的には判断しにくいことも多いので，動画でのフィードバックも行う．また，病的共同運動が出現前であれば，上記のようなパンフレットに沿った指導を行っているが，他院からの紹介例など既に病的共同運動が出現している例では，パンフレットに準じて行うと病的共同運動が容易に出現してしまうことが多い．そのような場合は，「ウー」と唇を尖らせたり「イー」と歯をみせる運動ではなく，開瞼保持のまま閉眼しないように意識して，わずかに口輪筋を動かす程度にとどめる．さらに，病的共同運動や顔面拘縮が高度に出現している例では，開瞼保持自体が困難となっていることがある．1 人 1 人の表情変化をよく観察し，表情筋の力を抜いてリラックスした状態から，視線をやや上方に移しながらなど，わずかでも開瞼できる方法を検討する．ミラーフィードバックは，マッサージと違い全例がすぐに理解されるとは言えず，高齢者など手技獲得が難しい場合には，一度に多くを指導せず，まずは開瞼運動をしっかり行ったうえで，抑制できる運動のみ継続するよう指導したり，外来リハ頻度を増やすなどして正しく行われているか定期的に確認する必要がある．患者の中には，病的共同運動が出現し眼裂が狭小化してくると，用手的なマッサージは積極的に行うものの，ミラーフィードバックは「眼が疲れるから」と消極的な例もある．そのような場合でも，モチベーションが持続できるように，最初は疲労しにくいわずかな運動からでも，うまく行えていることを褒め，励まし続けることが大切である．また，頬骨筋の拘縮による麻痺側鼻唇溝の深さや口角偏倚に対しては口腔内からもストレッチを行う．これらを可能な限り多く，毎日続けることが悪化予防に繋がることを繰り返し説明する．

リハの終了については，発症 6～9 ヶ月にかけ病的共同運動の悪化を認め，9～12 ヶ月では変化が少なくなることが多いため[6]，発症 9～12 ヶ月の変化をみて決定する．発症 1 年目で形成手術，ボツリヌス毒素療法の適応を検討し，適応がなければ自己リハ継続を指導し終診としている．

リハの効果

当院で ST によるリハ指導を行った 37 例に対してリハの有用性を調べた．37 例は発症後 6 ヶ月の時点で病的共同運動を認めていた．方法は発症後 6 ヶ月・9 ヶ月・12 ヶ月時点でのビデオ記録を用いて，撮影時期は評価者にはブラインドにし，柳原スコア，Sunnybrook スコア，瞼裂比を検討した[7]．結果として柳原スコア，Sunnybrook 運動ス

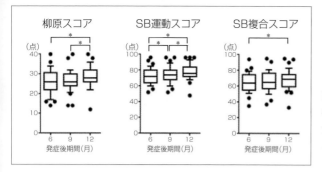

図 3.
柳原スコアと SB スコアの推移（n=37）
発症後 6, 9, 12 ヶ月目の柳原スコア，Sunnybrook スコアを比較した．＊p＜0.05

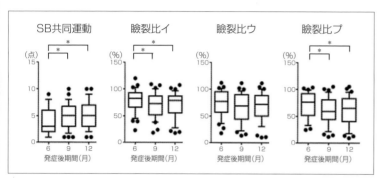

図 4.
SB 病的共同運動スコアと瞼裂比の推移（n=37）
発症後 6, 9, 12 ヶ月目の Sunnybrook 病的共同運動スコア，瞼裂比を比較した．
＊p＜0.05

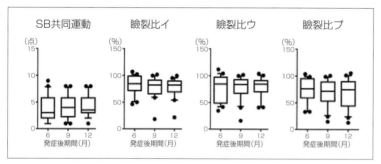

図 5.
SB 病的共同運動スコアと瞼裂比の推移（60 歳未満，n=20）　＊p＜0.05

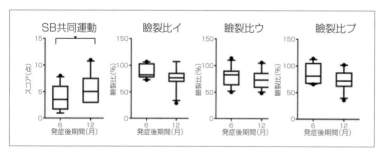

図 6.
SB 病的共同運動スコアと瞼裂比の推移（リハなし　60 歳未満，n=11）　＊p＜0.05

コア，複合スコアとも 6 ヶ月以降も改善が認められた（図 3）．病的共同運動スコアは 6〜9 ヶ月で悪化を認めたが，9〜12 ヶ月では差は認められなかった．瞼裂比においても，「イー」と口唇を引く，「プー」と頬を膨らます運動で 6〜9 ヶ月で瞼裂比の低下，すなわち病的共同運動の悪化を認めたが，9〜12 ヶ月では差は認められなかった（図 4）．年齢別でみると，60 歳未満（n=20）では，病的共同運動スコア，瞼裂比とも有意な悪化を認めなかった（図 5）．ST による専門的リハを施行していなかった北大症例を同様に解析したデータでは[8]，60 歳未満において病的共同運動スコアの悪化を認める結果であった（図 6）．患者背景などの差異から比較することは困難であるが，60 歳未満においてリハが有効である可能性が示唆された．

一方，病的共同運動の抑制のような身体的側面

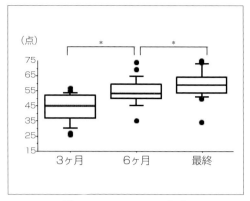

図 7. FaCE Scale の推移
n＝20, ＊p＜0.05

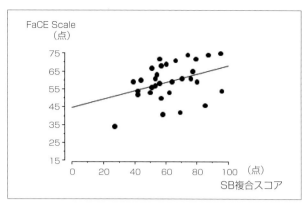

図 8. 最終 FaCE Scale と Sunnybrook スコア
n＝20, r＝0.507, p＜0.05

だけではないリハの役割も考えられる．武市らは「顔面神経麻痺の非治癒群は，身体的・精神的な日常役割機能，社会生活機能，心の健康に関するQOL の低下を示す」と述べている[9]．すなわち，表情筋運動の改善，後遺症の抑制のみならず，QOL の向上を目指す必要がある．末梢性顔面神経麻痺患者の QOL の評価として Facial Clinimetric Evaluation Scale（以下，FaCE Scale）が用いられている．FaCE Scale の結果は 75 点満点で数値化することができ，点数が高いほど患者満足度も高くなる[10]〜[12]．当院でリハを実施した患者のQOL 評価を FaCE Scale の結果から検討した．発症 6 ヶ月の時点で病的共同運動を認めた 20 例において，発症後 3 ヶ月・6 ヶ月・最終日の FaCE Scale を比較した．3〜6 ヶ月，最終日では麻痺の改善とともに FaCE Scale の改善が認められた（図 7）．最終 FaCE Scale と Sunnybrook 複合スコアを調べると，正の相関が認められた（図 8，r＝0.507）．QOL の改善については，6 ヶ月以降も有意な改善が認められ，6 ヶ月以降もリハを継続することが重要であることが示唆された．一方で，最終 FaCE Scale と Sunnybrook 複合スコアを調べると，他の報告同様に相関が認められたが，外れ値を示す例も認められた（図 8）．このように自覚的改善と他覚的改善の乖離が認められる症例については，心理的な要因が大きく関与していると考えられる[10]．

また，当院でリハを行った患者 33 例のうち，終了時に病的共同運動を認めた 9 例と，病的共同運動を認めなかった 24 例で，リハ終了時の FaCE Scale を 75〜60 点，59〜45 点，44 点以下の 3 群に分け比較した．結果，病的共同運動ありでも，FaCE Scale 75〜60 点は 67％（6/9 例）であった一方で，病的共同運動なしであっても FaCE Scale が 75〜60 点は 58％（14/24 例）と決して高くはなく，自覚的改善度は必ずしも病的共同運動の有無だけではないと考えられた．最終的に病的共同運動が出現していなくても，末梢性顔面神経麻痺を発症したことで日常生活に支障をきたし，長期間ストレスを感じていた例では，麻痺の回復が実感され難かったのではないかと思われた．

リハの課題

末梢性顔面神経麻痺は頻度の高い疾患であり，加齢に伴い増加し様々な後遺症を引き起こす．しかしながら，専門的リハを施行している施設は少なく，そのため，リハが必要とされる患者は，インターネットなど様々な情報を得るなかで，強力で粗大な運動を行っている場合もある．2010 年から日本顔面神経学会によるリハビリテーション技術講習会が開催され，末梢性顔面神経麻痺のリハに対する関心は年々高くなっていると思われる．しかし，理学療法士と異なり ST においては臨床の場でも接する機会は少ない．日本言語聴覚学会の学会発表演題を調べてみると，2014〜2016 年までの 3 年間において 1 題のみであり，末梢性顔面神経麻痺の認知や関心は決して高いとはいえない．今後は，末梢性顔面神経麻痺の病態を理解したうえで正しいリハビリを指導できるセラピストの養成が課題と考えられる．

おわりに

　末梢性顔面神経麻痺のリハの目的は，患者が自然な表情を取り戻すために今後出現するであろう後遺症を予防軽減することである．しかし，リハ対象となる患者の多くで治療は長期化し，神経の迷入再生による病的共同運動や表情筋の拘縮などの後遺症が出現する．麻痺の回復や後遺症の程度は様々であり，自覚的改善は患者の抱える要因によっても変化し，より個別的な対応が求められている．長期にわたる治療へのモチベーションを維持するために，身体的・精神的にも患者に寄り添うリハが必要と思われる．

参考・引用文献

1) 栢森良二：顔面神経麻痺リハビリテーションの新しい展開．日耳鼻，**117**：86-95, 2014.
   Summary 末梢性顔面神経麻痺の治療は病的共同運動の予防軽減であり，そのためには神経再生を抑制することが大切であることが概説されている．
2) 羽藤直人：リハビリテーションによる機能回復—顔面神経麻痺—．日耳鼻，**118**(3)：266-269, 2015.
3) 中村克彦，武田憲昭：顔面神経麻痺のリハビリテーション．耳鼻臨床，**101**(6)：413-421, 2008.
   Summary 鏡を用いたミラーバイオフィードバックを主体としたリハ内容と効果について概説されている．
4) Nakamura K, Toda N, Sakamaki K, et al：Biofeedback rehabilitation for prevention of synkinesis after facial palsy. Otolaryngol Head Neck Surg, **128**：539-543, 2003.
5) 中村克彦：回復期のリハビリテーション．Facial N Res Jpn, **35**：15-17, 2015.
6) 藤原圭志，古田　康，山本奈緒子ほか：リハビリテーションによる病的共同運動悪化抑制に関する検討．Facial N Res Jpn, **35**：96-98, 2015.
7) 藤原圭志，古田　康，福田　諭：顔面神経麻痺の評価 up-to-date　後遺症の評価．Facial N Res Jpn, **36**, 2016. 印刷中.
8) 藤原圭志，古田　康，大谷文雄ほか：顔面神経麻痺発症後6〜12ヶ月における後遺症の変化．Facial N Res Jpn, **29**：71-72, 2009.
9) 武市美香，東　貴弘，上枝仁美ほか：末梢性顔面神経麻痺の後遺症発症患者のQOLについて．Facial N Res Jpn, **23**：168-170, 2003.
   Summary 末梢性顔面神経麻痺の後遺症の有無が患者のQOLに与える影響についてSF-36を用いて検討している．
10) 飴矢美里，羽藤直人，山田啓之ほか：FaCE Scale 日本語版による顔面神経麻痺後遺症のQOL評価．Facial N Res Jpn, **33**：108-109, 2013.
    Summary FaCE Scale 日本語版を用いて末梢性顔面神経麻痺後遺症がQOLに及ぼす影響について検討している．
11) 飴矢美里，羽藤直人，澤井尚樹ほか：患者アンケートを用いた顔面神経麻痺後遺症に対するリハビリテーションの効果検討．Facial N Res Jpn, **29**：124-126, 2009.
12) 立花慶太，大沼寿美江，松代直樹：顔面神経麻痺患者のQOL帰結に関わる因子の検討—Facial Clinimetric Evaluation Scale を用いて—．Facial N Res Jpn, **32**：143-145, 2012.

◆特集・顔面神経麻痺のリハビリテーションによる機能回復

病的共同運動と顔面拘縮について

森嶋直人*

Abstract 末梢性顔面神経麻痺の後遺症で，リハビリテーションの主な対象である病的共同運動・顔面拘縮を中心に述べた．病的共同運動，顔面拘縮の発症メカニズムは神経過誤支配，顔面神経核の興奮性増大，cross-talk によって生じるといわれ，全末梢性顔面神経麻痺患者の 2 割近くに合併する病態である．病的共同運動・顔面拘縮は早ければ発症後 4ヶ月で症状発現するため発現予防が大切である．評価方法には Sunnybrook 法やビデオ撮影，表面筋電図法などがあり，その特徴について述べた．リハビリテーションの基本原則としては，ストレッチ・マッサージの励行，病的共同運動発現前から開瞼運動を行い発症予防，粗大な筋収縮の抑制，バイオフィードバックを利用し共同運動の抑制などを行い，病的共同運動・顔面拘縮を有する場合少なくとも 1 年間はフォローする必要がある．

Key words 末梢性顔面神経麻痺(peripheral facial nerve palsy)，病的共同運動(synkinesis)，拘縮(contracture)，後遺症(sequelae)，評価(evaluation)

末梢性顔面神経麻痺の後遺症

末梢性顔面神経麻痺が完治しない場合には何らかの後遺症を生じる．代表的な後遺症としては，① 表情筋の麻痺残存，② 病的共同運動，③ 顔面拘縮，④ 顔面痙攣，⑤ ワニの涙，⑥ アブミ骨筋性耳鳴などがある[1]．本稿ではリハビリテーションの主な対象である病的共同運動，顔面拘縮を中心に発症メカニズム，発症頻度，症状発現時期，評価方法，リハビリテーションの基本原則，予後予測について述べる．

後遺症の発現メカニズム

末梢性顔面神経麻痺の後遺症発現メカニズムには[2]，① 神経過誤支配，② 顔面神経核の興奮性増大[3]，③ cross-talk 説がある．すなわち，神経過誤支配とは神経再生時に本来再生すべきでない部位に過誤支配することによって生じ，顔面神経核の興奮性亢進は，圧迫など様々な神経線維から興奮性逆行性インパルスが増えて生じ，cross-talk とは絶縁を失った神経線維間に非シナプス結合(エファプス：ephapse)が生じ，刺激が隣接する複数の軸索に伝達することを指す(図 1)．

麻痺の残存以外の後遺症は上記のメカニズムで生じると考えられ，病的共同運動は神経過誤支配により生じ，顔面痙攣は顔面神経核の興奮性増大もしくは cross-talk で生じる．「食事をする時に涙が出る現象」であるワニの涙は運動線維と副交感神経線維の神経過誤支配で生じ，「表情筋の動きに伴い起こる不快な耳鳴り」であるアブミ骨筋性耳鳴は運動線維とアブミ骨筋神経線維の神経過誤支配によって生じると説明される．

後遺症の発症頻度

後遺症の発症頻度は Peitersen の 2,570 例にも及ぶ検討では表情筋の麻痺残存は 29%，病的共同運動は 16%，顔面拘縮は 17%，ワニの涙は 2% に

---

* Morishima Naohito，〒 441-8570 愛知県豊橋市青竹町字八間西 50　豊橋市民病院リハビリテーションセンター

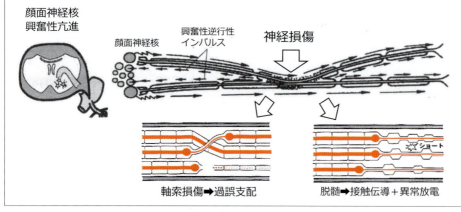

図 1. 病的共同運動と顔面拘縮の発症メカニズム仮説（栢森，村上らの図より筆者が改変）

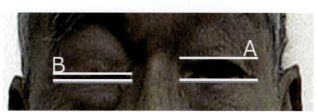

図 2. 瞼裂比(％)＝患側の瞼裂の上下幅(B)／健側の瞼裂の上下幅(A)×100
瞼裂比が 100 に近いほど病的共同運動が軽度，0 に近いほど高度

残存すると述べている[4]．また稲村の報告では麻痺が残存するほど後遺症（病的共同運動，ワニの涙，顔面痙攣，顔面拘縮）の発生頻度は増え，治癒で 3 ヶ月以上要するか非治癒であった患者群では，約 75～95％の患者が何らかの後遺症が生じていると報告している[5]．

症状発現時期

後遺症の発現時期では菊池らの 106 例の検討では病的共同運動は発症後 4～12 ヶ月，顔面拘縮は 6～10 ヶ月，ワニの涙は 3～6 ヶ月，顔面痙攣は 4～10 ヶ月に発現したとしている[6]．病的共同運動に関しては，我々の 345 例の検討でも 71 例（21％）に病的共同運動を有し，その発現時期は最頻値 4 ヶ月，中央値 4 ヶ月であり，89％が 6 ヶ月以内に病的共同運動を発現していたことを報告している[7]．

これより末梢性顔面神経麻痺に対する主たるリハビリテーション対象である病的共同運動，顔面拘縮に関して概略を述べる．

病的共同運動

末梢性顔面神経麻痺後の病的共同運動とは麻痺側の 1 つの表情筋の随意的あるいは反射的な収縮によって，他の表情筋が不随意的に収縮する現象を指す．例えば患者は病的共同運動によって，口を動かしたら患側の閉瞼を起こし，閉瞼時に口角が挙上されて日常生活上の不自由さを訴えることになる．さらに，病的共同運動は 1 つの表情筋収縮に伴い複数の筋群が収縮する場合があり，症状が強くなるとなかなか改善しない厄介な後遺症である．

1．病的共同運動の評価

前述のように，病的共同運動はあるトリガーとなる表情筋収縮に伴い起こる不随意的・反射的な表情筋収縮であることより，その評価は表情筋活動をどう観察するかで分類される．現在までに主観的評価法（スコア法）では Sunnybrook 法，統合的評価法である House-Brackmann 法がある．客観的評価法の中には一般的なビデオ撮影法に加え，筋収縮をとらえる筋電図法，あらかじめランドマークに装着したマーカーの軌跡をとらえたマーカー法，特殊な画像技術を使用した Optical Flow 法などがある[8]．また，口運動時に眼輪筋が不随意に収縮し瞼裂狭小をきたす oral-ocular synkinesis に特化した瞼裂比（図 2）の臨床応用も進んでいる[9]．

これに対して顔面筋収縮に伴う活動電位を測定する筋電図検査は，麻痺の程度を定量的かつ客観的に評価できる評価法である[10]．そのため我々は

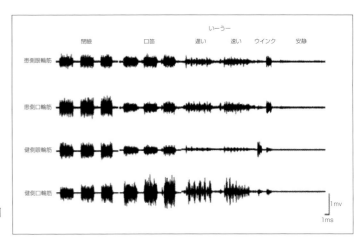

図 3.
当院で行っている表面筋電図

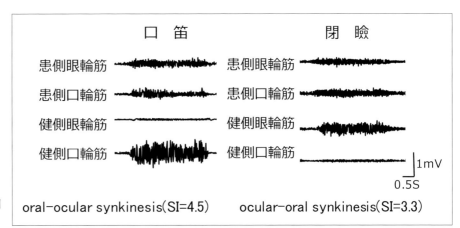

図 4.
病的共同運動の表面筋電図

病的共同運動のもう1つの評価法として，表面筋電図による評価を用いている(図3).

方法は眼輪筋・口輪筋の表面筋電図を導出し，筋電計で得られた筋電図をもとに積分筋電図を算出する．解析は楯ら[11]の報告を参考に病的共同運動の筋電図積分値健患比(synkinesis index；SI)として表す．通常行っている表情負荷は「閉瞼」「口笛」「いーうーの繰り返し」「ウインク」などである．例えば「口笛に伴う閉瞼の病的共同運動：oral-ocular synkinesis」は[12]，口笛時の眼輪筋積分筋電図を健患比で表すことになる．健常者ではこのSIが1程度となるため，これよりどの程度高値になるのかで病的共同運動を表すことができる(図4).

後遺症の発症要因の1つと考えられる神経過誤支配の程度を反映する電気生理学的検査として瞬目反射(blink reflex)がある．両側眼輪筋に記録電極を設置し，眼窩上孔で三叉神経を電気刺激して，反射性電位を導出するのが通常法であるが，神経過誤支配の程度を把握する目的で両側眼輪筋以外に口輪筋や広頸筋に記録電極を設置し誘発電位を導出する(顔面筋反射)．健常者では眼輪筋にのみ限定的に導出され，他の顔面筋からは誘発電位は導出されない．軸索変性に伴う神経過誤支配がある場合は，瞬目反射成分に同期して，眼輪筋以外の顔面筋から病的共同運動-迷入電位(synkinetic potentials；S1)が導出される．口輪筋や広頸筋における誘発電位の大きさは神経過誤支配の程度や拡がりを反映していることになる．神経過誤支配の重症度は，迷入再生率(口輪筋S1／眼輪筋R1の振幅比)で表すことができる(図5)[13].

2．病的共同運動に対するリハビリテーションの基本原則

1) 少なくとも，ENoG 40％未満もしくは最悪時柳原麻痺スコア最低点10点以下が長期フォローアップ対象となる．

2) ストレッチ・マッサージを行い症状が発現しても継続して実施する．

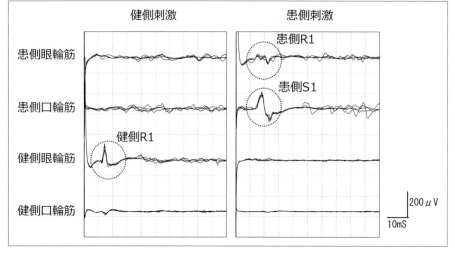

図 5.
瞬目反射による迷入再生率
（患側 S1/R1：%）

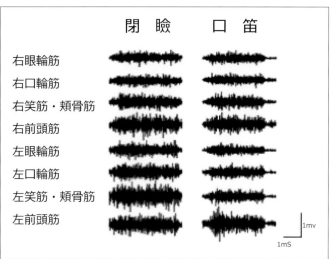

図 6.
顔面拘縮が持続した外傷性両側性顔面神経麻痺症例の表面筋電図

3）病的共同運動発現前から開瞼運動を行い発症予防に努める．

4）粗大な筋収縮は行わない．

5）病的共同運動が出現し始めたら鏡や EMG を使ったバイオフィードバックを利用し共同運動の抑制を図る．

6）低周波通電は行わない．

7）長期フォローアップしても残存する症状にはボツリヌス療法や形成外科的手術になげる．

顔面拘縮

顔面拘縮とはいわゆる自覚的には「顔面のこわばり」で訴えられる症状であり，臨床的には安静時の顔面非対称性で表すことができる．顔面拘縮の詳細な発症メカニズムは明らかではないが，神経過誤支配による拮抗筋同士の収縮により生じると考えられている．図6の症例は外傷性両側性顔面神経麻痺患者の表面筋電図である[14]．閉瞼・口笛などの表情に伴う拮抗筋を伴う様々な表情筋収縮を認め，「顔がこわばる」という自覚症状が持続した．このように顔面拘縮は病的共同運動と同様に出現するとなかなか改善しない後遺症である．

1．顔面拘縮の評価

前述の通り顔面拘縮は安静時非対称性として表される．Sunnybrook 法では安静時非対称点で表し，House-Brackmann 法では安静時項目で表示する．また，静止画撮影を行い安静時瞼列を健患比で表す方法も簡便に使用できる．一方筋電図では顔面拘縮を安静時筋放電の亢進ととらえ，安静時筋電図積分値健患比（contracture index；CI）と

表 1. 柳原法麻痺スコアを使った病的共同運動発現予測早見表

柳原法麻痺スコア最低点	ENoG	柳原法麻痺スコア変化1ヶ月点	病的共同運動発現確率
9点以上	10％以下	10以下	0.666
8点以下	40％以上	10以下	0.039
	10〜40％	11〜19	0.281
	10〜40％	10以下	0.765
	10％以下	11〜19	0.248
	10％以下	10以下	0.958

して表すことができる．

さらに顔面神経麻痺後遺症の自覚度を主観的に把握することができる QOL 評価として FaCE Scale(Facial Clinimetric Evaluation Scale)があり[15]，その中で「顔面の感覚」に関する 3 項目も参考にすることができる．

2．顔面拘縮に対するリハビリテーションの基本原則

1）少なくとも，ENoG 40％未満もしくは最悪時柳原麻痺スコア最低点 10 点以下が長期フォローアップ対象となる．

2）顔面拘縮発現前からストレッチ・マッサージを行い発症予防に努め，症状が発現しても継続して実施する(頻度，正確度が高いほど効果大)[16]．

3）粗大な筋収縮は行わない．

4）低周波通電は行わない．

5）長期フォローアップしても残存する症状にはボツリヌス療法や形成外科的手術になげる．

病的運動出現の予後予測

前述のように，末梢性顔面神経麻痺患者の全例に後遺症を生じるわけではない．そのため我々は柳原法麻痺スコア最低点・1ヶ月変化点，ENoG 値をもとに，6ヶ月時点での病的共同運動発現予測を行い表 1 のように予測確率を早見表として活用している．

おわりに

末梢性顔面神経麻痺の後遺症で，リハビリテーションの主な対象である病的共同運動・顔面拘縮を中心に述べた．いずれの症状も発症すると難治性であり長期の経過を必要とするため，発症メカニズムを理解し，症状が出現する可能性が高い場合は予防する指導が大切である．ENoG 値が 40％未満の場合は，病的共同運動や顔面拘縮を発症するリスクを有するため，長期にわたるリハビリテーションの介入が必要である．

参考文献

1) 羽藤直人：柳原法における後遺症評価．Facial N Res J, **28**：17-19, 2008.
2) 村上信五：後遺症発症のメカニズム．日本顔面神経研究会：98-99, 顔面深海麻痺診療の手引き．金原出版, 2011.
   Summary Bell 麻痺，Hunt 症候群に対する診断・治療・リハビリテーションに関わるガイドライン的書籍．
3) 栢森良二：顔面神経再生の臨床経過と電気生理学的所見．Facial N Res J, **24**：23-29, 2004.
4) Peitersen E：Bell's Palsy：The Spontaneous Course of 2,500 Peripheral Facial Nerve Palsies. Acta Otolaryngol, Suppl **549**：4-30, 2002.
   Summary 末梢性顔面神経麻痺の自然回復に関する総説．
5) 稲村博雄：顔面神経麻痺後遺症の出現状況―アンケート調査による検討―．Facial N Res Jpn, **19**：5-7, 1999.
6) 菊池尚子：画面神経麻痺後遺症の発現時期について．Facial N Res Jpn, **29**：73-76, 2009.
7) 森嶋直人：病的共同運動発現の予後予測―リハビリテーションの立場から―．Facial N Res Jpn, **34**：7-9, 2014.
8) 森嶋直人：病的共同運動の評価と予後．JOHNS, **31**：732-735, 2015.
9) Nakamura K, Toda N, Sakamaki K, et al：Biofeedback rehabilitation for prevention of synkinesis after facial palsy. Otolaryngol-Head Neck Surg, **128**：539-543, 2003.
   Summary 末梢性顔面神経麻痺に対するバイオフィードバック療法に関する RCT.
10) 栢森良二：顔面神経麻痺リハビリテーションの電気生理学的評価．J Clin Reha, **7**：17-23, 1998.

Summary 末梢性顔面神経麻痺に対するリハビリテーションの転換期における総説.
11) 楯　敬蔵：積分筋電図による評価. Facial N Res Jpn, **25**：70-72, 2005.
12) 東　貴博：顔面神経麻痺後遺症評価法：その予防と治療. 脳21, **17**：98-104, 2014.
13) 栢森良二：顔面病的共同運動の経時的変化. Facial N Res Jpn, **21**：140-142, 2001.
14) 森嶋直人：理学療法に難渋した両側性顔面神経麻痺の1症例. Facial N Res J, **31**：151-153, 2011.
15) 飴矢美里：患者アンケートを用いた顔面神経麻痺後遺症に対するリハビリテーションの効果検討. Facial N Res Jpn, **29**：124-126, 2009.
16) 立花慶太：当院における顔面神経麻痺に対するリハビリテーションの効果. Facial N Res Jpn, **29**：127-129, 2009.

新刊書籍

睡眠からみた認知症診療ハンドブック
―早期診断と多角的治療アプローチ―

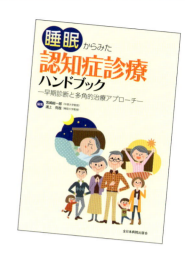

編集 宮崎総一郎（中部大学教授）
　　　浦上 克哉（鳥取大学教授）

B5判　146頁　3,500円＋税
2016年9月発行

認知症や脳疾患の予防には脳の役割を知り，適切な睡眠を確保することが重要であり，睡眠の観点から認知症予防と診療に重点をおいてまとめられた1冊！！

目次

I 総論
1. 睡眠とは ……………………………………………………… 宮崎総一郎
2. 認知症とは …………………………………………………… 浦上克哉
3. 健やかに老いるための時間老年学 ………………………… 大塚邦明
4. 認知症の基礎研究 ……………………………… 遠山育夫，加藤智子

II 各論
1. 睡眠障害と認知症 ………………… 小曽根基裕，堀地彩奈，伊藤 洋
2. 睡眠呼吸障害と認知症 …………… 北村拓朗，宮崎総一郎，鈴木秀明
3. 昼寝と認知症 ………………………………………………… 林 光緒
4. 光と認知症 ……………………………… 宮崎総一郎，大川匡子，野口公喜
5. 聴力低下と認知症 …………………………… 内田育恵，杉浦彩子
6. においと睡眠 ………………………………… 白川修一郎，松浦倫子

III 診断
1. 認知症の早期診断 …………………………………………… 浦上克哉
2. 認知症の嗅覚検査 …………………………………………… 三輪高喜
3. 嗅覚障害からみた認知症早期診断 ……………… 宮本雅之，宮本智之
4. 認知症の臨床検査 …………………………………………… 河月 稔
5. アルツハイマー型認知症のバイオマーカー ……………… 高村歩美

IV 治療
1. 認知症の治療総論 …………………………………………… 浦上克哉
2. 睡眠衛生指導
　―地域におけるsleep health promotionと施設での睡眠マネジメント―
　　………………………………………………… 田中秀樹，田村典久
3. 薬物療法 …………………………… 長濱道治，河野公範，堀口 淳
4. 運動による認知症予防 ……… 白木基之，田中弘之，田嶋繁樹，福井壽男，西野仁雄
5. 口腔衛生と認知症予防 ……………………………………… 植田耕一郎

全日本病院出版会
〒113-0033　東京都文京区本郷3-16-4　Tel：03-5689-5989
http://www.zenniti.com　　　　　　　Fax：03-5689-8030

おもとめはお近くの書店または弊社ホームページまで！

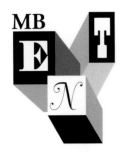

◆特集・顔面神経麻痺のリハビリテーションによる機能回復

病的共同運動の予防と軽減のための早期治療

飴矢美里[*1]　山田啓之[*2]　羽藤直人[*3]

Abstract 病的共同運動は，顔面神経麻痺発症4ヶ月以降に出現する後遺症の1つである．神経の損傷程度によって出現し，一旦出現してしまうと完全治癒は困難であり，制御のためにリハビリテーションが必要となる．リハビリテーションの適応は，柳原法で最悪時スコアが18点以下，ENoG 値が40％以下の中等度～高度障害の顔面神経麻痺である．リハビリテーションでは，病的共同運動の出現を予防するために発症早期から過剰な表情筋運動を避ける指導を行い，出現後は視覚や触覚を用いた運動学習にて病的共同運動の軽減を図る．また，顔面神経麻痺は審美的な問題にも直結するため，心理的ケアが患者の QOL の改善には欠かせない．

Key words 病的共同運動(synkinesis)，顔面神経麻痺(facial palsy)，リハビリテーション(rehabilitation)，バイオフィードバック(biofeedback)，QOL(quality of life)

はじめに

高度の末梢性顔面神経麻痺では，発症4ヶ月以降に病的共同運動が高頻度に出現する．病的共同運動に対する治療は，以前は病的共同運動出現後に A 型ボツリヌス毒素投与による薬物治療，選択的筋切除術といった形成外科的手術が症状対処的に行われてきた．しかし近年，病的共同運動の出現予防のためのリハビリテーションが行われるようになり，その効果や重要性が注目されてきている[1]．ただ，顔面神経麻痺のリハビリテーションに関する報告自体は，まだまだ少ないのが現状である．本稿では，病的共同運動の予防と軽減のため，早期から取り組むべきリハビリテーションについて，コンセンサスを踏まえて述べる．

病的共同運動とは

病的共同運動は，麻痺側の1つの表情筋の随意的あるいは反射的な収縮によって，他の表情筋が不随意的に収縮する現象である[1]．病的共同運動出現の機序は，神経過誤支配といわれている．顔面神経は側頭骨外では何本かの神経束よりなり，機能局在を有するが，側頭骨内では神経束は1つとなり[2]機能局在がなくなる．そのため側頭骨内で顔面神経が高度に障害されると容易に神経過誤支配をきたし，離れた顔面表情筋が連動して動く病的共同運動が生じる．病的共同運動の動きを具体的に分析すると，瞬目時に口輪筋が連動して動き鼻唇溝が外転偏位する，口輪筋を突出時に眼の狭小化や閉眼，頬部が隆起する，口輪筋を横引き時や嚥下運動時に広頸筋の筋束が膨隆する，眉毛挙上時に口角が上方へ挙上するといった動きが患者の意図に反して誘発される．この動きは，会話や食事などの極めて生理的な動きの際に出現するため，なかなか制御困難である．また，瞬目時の病的共同運動は，眼を閉じた際に出現するため，患者によっては気づかないことも多く，性別・年齢，表情の使い方，癖などによっても病的共同運

[*1] Ameya Misato, 〒791-0295 愛媛県東温市志津川　愛媛大学医学部耳鼻咽喉科
[*2] Yamada Hiroyuki, 同科，講師
[*3] Hato Naohito, 同科，教授

動の程度に差がみられ，病的共同運動の異常な筋収縮によって拘縮も増悪する．

　後遺症の出現は，神経の損傷程度で決まり，中等度〜高度の神経損傷であれば，発症 3〜4ヶ月で病的共同運動が出現し，発症 1 年後にほぼ完成する．一旦病的共同運動が出現してしまうと完全に治癒することは不可能であり，生涯にわたり患者を悩ませることになる．そのため，病的共同運動に対してアプローチすることは，患者 QOL に大きく関与する．

顔面神経麻痺の評価と病的共同運動の評価

　顔面神経麻痺の評価には，柳原法(40 点法)[3]，Sunnybrook 法[4]，House-Brackmann 法[5]がある．柳原法は，予後予測や麻痺の継時的変化の評価に優れており，日本においては広く普及している．しかし，後遺症評価に該当する項目は，安静時非対称の 1 項目のみであり，病的共同運動や拘縮などの評価は含まれていない．Sunnybrook 法は，安静時対称性，随意運動時の対称性，病的共同運動という 3 つの要素から構成されており，随意運動から安静時非対称と病的共同運動を減点方式で評価する．病的共同運動の評価やリハビリテーションの効果判定に有用であるが，日本での普及率が低く，評価が複雑で判定に時間がかかるといった問題がある．House-Brackmann 法は，聴神経腫瘍術前後の評価に用いられることが多く，世界的に広く用いられている．麻痺や後遺症の程度をⅠ〜Ⅵのグレードで 6 段階評価することができ，記載は簡便であるが，詳細な評価は困難である．

　現在の顔面神経麻痺の臨床において，後遺症をどう評価するかは課題であり，これまでにも病的共同運動の評価法について多数研究[6〜8]されているものの，まだ確立されたものはない．当科では，麻痺の経時的評価に優れている柳原法と後遺症評価を併せて行うことが，発症から慢性期までのいつの時期においても，機能評価と後遺症評価を分けることなく総合的に評価することができると考え，従来の柳原法から後遺症スコア評価点を減点する新柳原法試案を提案した[9]．後遺症スコア評価の基準(表 1)は，病的共同運動の項目を 1 項目とし，瞬き時の鼻唇溝の動き，軽く口唇を突出した時の閉眼の程度を 0, 2, 4 の 3 段階で評価した．拘縮の項目は，瞼裂の狭さ，鼻唇溝の深さ，頬部の膨隆の 3 項目として，視診にて安静時の表情を 0, 1, 2 の 3 段階で評価した．合計 10 点満点とし，後遺症がないと点数は低く，後遺症が高度であれば点数は高くなる．後遺症スコア評価は，外来診察中に簡便かつ短時間で評価可能であり，柳原法から後遺症スコア評価点を減点する新柳原法試案は，Sunnybrook 法とも相関を認めた．

顔面神経麻痺後遺症のリハビリテーション

　病的共同運動と拘縮は関連しているため，病的共同運動のみでなく，顔面神経麻痺後遺症のリハビリテーションについて広く述べる．

1．リハビリテーションの意義

　顔面神経麻痺後遺症の出現は，発症早期の神経障害程度で発現が決まる．軸索変性主体の高度な神経障害であれば病的共同運動や拘縮などの後遺症は必発するため，そのような症例に対しては，リハビリテーションが必要となる．発症早期におけるリハビリテーションの目的は，後遺症の出現を予防することや出現する後遺症の程度を軽減させることである．また，顔面神経麻痺は審美的な問題にも直結するため，発症早期から心理的なケ

表 1．後遺症スコア評価基準

```
 1) 病的共同運動
     0：口運動時に閉眼運動なし
     2：口運動時に半分程度閉眼
     4：口運動時に閉眼
 2) 拘縮（眼裂の狭さ）
     0：眼裂に左右差なし
     1：患側眼裂がやや狭い
     2：患側眼裂が明らかに狭い
 3) 拘縮（鼻唇溝の深さ）
     0：鼻唇溝に左右差なし
     1：患側鼻唇溝がやや深い
     2：患側鼻唇溝が明らかに深い
 4) 拘縮（頬部の高さ）
     0：頬部に左右差なし
     1：患側頬部がやや高い
     2：患側頬部が明らかに高い
```

（文献 9 より引用）

アを行い患者の QOL の改善を図ることも重要である．後遺症出現後におけるリハビリテーションの目的は，病的共同運動を制御すること，病的共同運動に関連する拘縮を軽減させることである．一度出現した後遺症をリハビリテーションで完全に制御することは困難であるが，後遺症の程度を軽減することは可能である．

2．リハビリテーションの適応

麻痺発症早期に行う機能評価と電気生理学的検査にて，リハビリテーションの適応を判断する．早期に治癒が見込める軽度障害例にリハビリテーションは不要であり，中等度〜高度の神経障害をきたしている顔面神経麻痺例を対象とする．具体的には柳原法で最悪時スコアが 18 点以下，electroneuronography(ENoG)で値が 40％以下，nerve excitability test(NET)で左右差 3.5 mA 以上に陥った症例がリハビリテーションの適応となる．特に柳原法が 10 点以下，ENoG 値が 10％以下，NET で患側が scale out の症例では後遺症が必発する．

3．リハビリテーションの開始時期

表情筋は日常生活の中で毎日約 2 万回使用されるため表情筋の過運動が指摘[10]されており，病的共同運動の予防のためには，発症早期から表情筋の収縮運動を抑制する指導やリハビリテーションが必要となる．リハビリテーションの開始時期は，中村らの報告[11]では，遅くとも発症 3 ヶ月とされている．我々の研究[12]では，発症 2 ヶ月以内にリハビリテーションを開始した例では，約 70％において病的共同運動の出現を予防できたが，発症 3〜4 ヶ月以内では約 40％であった．そのため発症 2 ヶ月以内，できるだけ早期にリハビリテーションを開始することが望ましいと考える．

4．リハビリテーションの方法

病的共同運動は表情筋運動時に認めるものであるが，リハビリテーションにおける臨床的評価では，まず初めに安静時の様子を観察する．これは，安静時の左右対称性が保たれている患者でも，一度動かすと病的共同運動によって左右非対称となることが多いため，安静時と運動時の比較が必要となる．安静時の観察ポイントは，眉の高さ，鼻唇溝の深さ，頬部の隆起，眼の狭小化，口角の位置である．次に運動の観察ポイントは，個々の表情筋の運動機能や会話での表情の中から病的共同運動の程度や患者にとって最も病的共同運動を誘発している動きに着目する．柳原法から分かる筋の動きは，「額のしわ寄せ」は皺眉筋，「軽い閉眼・強い閉眼」は眼輪筋，「鼻翼を動かす」は鼻根筋と上唇鼻翼挙筋，「頬をふくらます」は大小頬骨筋と笑筋，「イーと歯をみせる」は口角下制筋，「口笛」は口輪筋であり，検査で得られた所見を細かく分析することが必要である．

顔面神経麻痺の影響を受けているのは，麻痺側だけでない．非麻痺側であっても筋力のバランスの崩れや麻痺側を無意識に代償するため過剰に努力している場合があるため，麻痺側・非麻痺側を個別に評価し，左右差を助長させているのがどちら側か判断する．また，視診に合わせて触診することも必要である．触診では，筋力低下の程度，筋を伸長させて抵抗の程度を観察する．

安静時と運動時の表情筋の様子や左右差の程度に基づいて，表情筋マッサージを重点的に行う部位，バイオフィードバックで動かす筋肉を決める．また，病的共同運動を引き起こす運動を抑制する．会話や食事時の使い方，瞬きの回数を減らすことにより意図的に病的共同運動を抑制することも可能である．日常生活動作の一部として行うことで，負担が少なく習慣化しやすい．

1）表情筋マッサージ

麻痺により弛緩，拘縮により短縮した軟部組織を手のひらや手指を用いてマッサージや筋伸張させる．頻度は 1 回 5 分の 1 日 10 回を基本とする．表面の皮膚をこすらず，圧をかけながら筋繊維の走行に沿って伸長・短縮させる．まず広頚筋などの遠位部や顔面を広範囲に伸長し，全体的に緩和すると細かい部分へ移行する．口輪筋や頬筋は，頬の内側に親指を入れて，外側もしくは内側に向かい伸長させる(図 1)．特に拘縮を軽減するには，

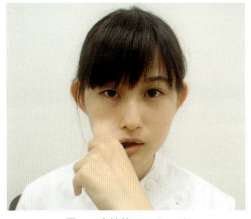

図 1. 表情筋マッサージ
頬の中央部まで口腔内に親指を入れて，親指と人差し指で挟みながらゆっくり引き伸ばす

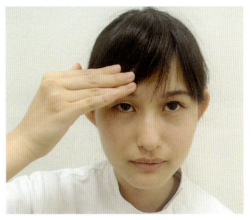

図 2. 上眼瞼挙筋挙上訓練
眉毛を動かさないよう軽く手を添えて，下から見上げるよう眼を開ける

頻繁なマッサージや筋伸長を推奨する．注意点としては，眼輪部や眼球の直上となるため触らない．顔面に痛みを訴える患者には，手でゆっくり温めながら圧をかけて症状の緩和を図る．高齢者や手指がうまく使えない患者には，電動歯ブラシの背を用いて振動を与える代償法を指導する．

2）顔面のバランス調整

麻痺側の筋力低下により表情筋のバランスが崩れる．また，麻痺側を無意識に代償するため非麻痺側に過剰に力を入れている場合がある．そのため，安静時の顔面の左右対称を意識させ，バランスを調整する．鏡をみて非麻痺側の力を抜くだけで左右差が改善することもある．

3）開眼運動・上眼瞼挙筋の挙上訓練

病的共同運動出現時の拮抗筋となる働きを強化することを目的としている．麻痺回復につれて意図的な運動が徐々に可能となってくる時期に開眼運動・上眼瞼挙筋の運動を開始する．病的共同運動の出現後には，病的共同運動による眼の狭小化を軽減させることに役立つ．方法は，眉毛を挙げないよう軽く手を添えて，眼球を上転させる．遠くを見るように目を開けて5秒保ち，ゆっくり力を抜く（図2）．注意点としては，開眼後に強く閉眼しないことを説明する．場合によっては前頭筋の挙上運動も促すが，上眼瞼挙筋の挙上と前頭筋の挙上は同時に行わないよう注意する．

4）バイオフィードバック療法

視覚や体性感覚を用いて微細な筋の収縮を確認

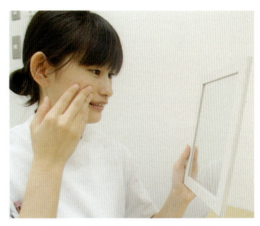

図 3. バイオフィードバック療法
鏡と手で確認しながら，病的共同運動を誘発しない微細な運動を繰り返す

しながら，拮抗筋を中心とした随意運動のコントロールを目的に行う．表情筋の分離運動や筋収縮の感覚の再教育につながる．方法は，鏡を見ながら自分の頬に手を当てて，軽く口唇を動かす（図3）．開眼した状態でできるだけ瞬きを減らして行う．開眼時の口輪筋にみられる病的共同運動を緩和することを中心に行う．閉眼時の口輪筋運動にみられる病的共同運動については，視覚的フィードバックは行えないため，簡易筋電計などによるフィードバックも必要となる．

5）日常生活上の注意点

発症早期に重要なのは，日常生活上において表情筋運動をできるだけ抑制することであり，食事時や会話時に開眼を保つこと，ガムや煎餅といっ

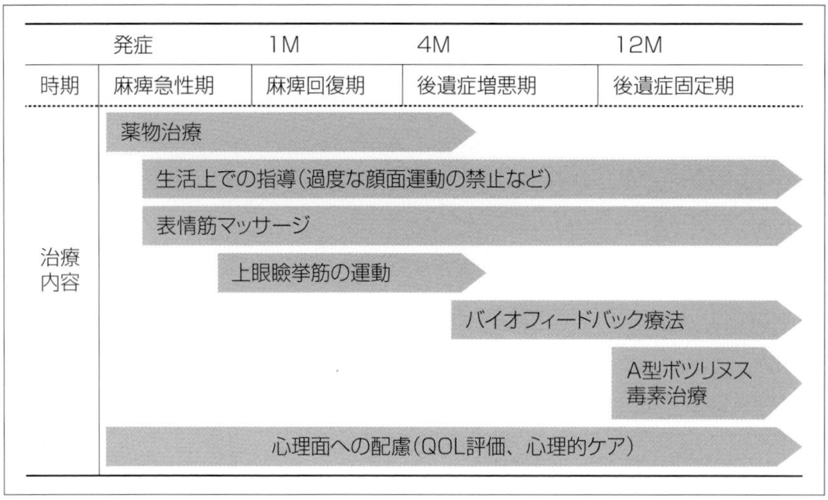

図 4. 時期別の顔面神経麻痺リハビリテーション
(飴矢美里:顔面神経麻痺診療とメディカルスタッフ. JOHNS, 32(4):467-470, 2016より引用)

た硬い食べ物を避けること,低周波治療は行わないことを指導する.閉眼困難例には食品用ラップなどを使用した閉眼方法,眉毛が下垂して日常生活に支障をきたしている例にはテーピングによる眉毛挙上を指導する.なお,患側顔面への寒冷曝露を避けること,温熱治療としてホットパックや入浴などで十分に温めることを説明する.

5. リハビリテーションの流れ

当科では,発症〜発症1ヶ月までを麻痺急性期,1〜3ヶ月までを麻痺回復期,4〜11ヶ月までを後遺症増悪期,12ヶ月以降を後遺症固定期と分類し,時期別にリハビリテーションのプログラム(図4)を立案している.後遺症予防は麻痺急性期と回復期,後遺症出現後の軽減は,後遺症増悪期と固定期が当てはまる.

麻痺急性期は,麻痺の回復経過や出現が予測される後遺症のメカニズムや状態について説明し,顔面神経麻痺に対しての理解を図る.表情筋マッサージにて表情筋の緊張を緩和したうえで,安静時の顔面のバランスを調整する.

麻痺回復期は,随意運動が少しずつ改善してくる時期である.麻痺急性期に指導した内容に開眼運動や上眼瞼挙筋の運動を追加指導する.

麻痺増悪期は,多くの患者で表情筋の運動が回復してくるが,回復とともに後遺症が出現する時期である.後遺症が出現した例には,バイオフィードバックを導入する.

麻痺固定期は,顔面神経麻痺発症後1年以上経過して後遺症が固定化してくる時期であり,A型ボツリヌス毒素[13]を用いた治療を導入する.A型ボツリヌス毒素投与によって病的共同運動を抑制した状態で表情筋マッサージやバイオフィードバックが行えるため,患者はリハビリテーションが容易となり,意欲の向上,相乗効果を見込むことができる.リハビリテーションによって病的共同運動の制御ができるようになれば,A型ボツリヌス毒素の投与間隔が延長できる例や投与不要となる例も存在する.

顔面神経麻痺患者のQOL

末梢性顔面神経麻痺の高度障害患者は,麻痺の残存や後遺症によりQOLが低下する.そのため,顔面神経麻痺の評価は,機能評価とQOL評価を併せて行い,患者の全体像を捉えることが重要である.QOL評価は,Facial Clinimetric Evaluation Scale[14](FaCE Scale)(図5)が近年日本でもよく用いられるようになっている.この評価は,顔面神経麻痺患者を対象とした患者記入式アンケートであり,顔面の運動,顔面の感覚,食事摂取,目の感覚,涙液分泌,社会活動の6分野,計15項目から構成され,各項目は1〜5点の5段階で評価,結果を計75点満点で数値化することができる.結果は,患者の全体像の把握やリハビリテーションでの効果判定やA型ボツリヌス毒素治療の効果判定にも活用可能である[15].顔面神経麻痺患者は,麻痺の重症度に関わらず,患者によって

図 5. FaCE Scale

		できない	集中時のみ	少し	ほぼ正常	正常
1	笑う時, 麻痺側の口を動かせる	1	2	3	4	5
2	麻痺側の眉を上げることができる					
3	口をすぼめる時, 麻痺側の口を動かせる					
		いつも	殆どいつも	時々	稀に	全然ない
4	顔がこわばる					
5	顔を動かすとつっぱり感や痛みを感じる					
6	目の乾き, 刺激, かゆみを感じる					
7	麻痺側の眼に目薬を使う					
8	麻痺側の眼は, 涙が出すぎる					
9	食事が食べにくい					
10	飲食物が口からこぼれる					
11	周りの人と変わらない活動ができない					
12	周りの人から顔の異常で差別される					
		とても思う	思う	どちらでもない	思わない	全く思わない
13	顔の疲れを感じる					
14	人と会ったり社会活動に参加できない					
15	人前で食事するのを避ける					

は強いストレス反応が表れる[16]とされる. 顔面の麻痺は外見に影響するため, 審美的な問題がストレスとなり QOL へ影響していると推測される. 顔面神経麻痺患者の QOL の改善には, 機能回復に加えて心理面も含めたケアが必要と思われる.

おわりに

病的共同運動に対する顔面神経麻痺のリハビリテーションは, 発症早期の予後予測にて適応を見極め, あらかじめ病的共同運動の出現が予測される患者に対して行う. 後遺症出現前はマッサージや過剰な表情筋運動を抑制することにて予防的に関わり, 後遺症出現後はバイオフィードバックにて表情筋の再学習にて軽減を図る. 一旦出現した病的共同運動を完全に治癒させることは困難だが, 制御のためにリハビリは必要である.

内容の一部は, 第 39 回顔面神経学会リハビリテーション技術講習会で発表した.

文献

1) 栢森良二:顔面神経麻痺のリハビリテーション:74-83, 医歯薬出版, 2010.
2) 柳原尚明:側頭骨内顔面神経麻痺病態と治療:129, 不二印刷, 1986.
3) 柳原尚明, 西村宏子, 陌間啓芳ほか:顔面神経麻痺程度の判定基準に関する研究. 日耳鼻, 80:799-805, 1977.
4) Ross BG, Fradet G, Nedzelshi JM:Development of a sensitive clinical facial grading system. Otolaryngol Head Neck Surg, 114:380-386, 1996.
5) House JW, Brackmann DE:Facial nerve grading system. Otolaryngol Head Neck Surg, 93:146-147, 1985.
6) 田邉牧人, 山本悦生, 長谷川陽一ほか:病的共同運動評価スコアの基準について. Facial N Res Jpn, 33:105-107, 2013.
7) 岸 博行, 戸井輝夫, 平井良治ほか:柳原法の麻痺評価に顔面神経麻痺の後遺症程度を反映させる試み. Facial N Res Jpn, 28:144-146, 2008.
8) 小田桐恭子, 濱田昌史, 塚原桃子ほか:顔面神経麻痺後遺障害評価法試案:予報. Facial N Res Jpn, 33:54-56, 2010.
9) 飴矢美里, 山田啓之, 藤原崇志ほか:顔面神経麻痺のスコア評価. Facial N Res Jpn, 35:81-83, 2015.
10) Karson CN, Burns RS, LeWitt PA, et al:Blink rates and disorders of movement. Neurology, 34(5):677-678, 1984.
11) 中村克彦, 東 貴弘, 武市美香ほか:病的共同運動の発症を予防するためのバイオフィードバック療法の開始時期と訓練期間について. Facial N Res Jpn, 23:174-176, 2003.
12) 飴矢美里, 羽藤直人, 澤井尚樹ほか:顔面神経麻痺後遺症におけるリハビリテーションの開始時期に関する検討. Facial N Res Jpn, 30:140-142, 2010.

13) 添付文書「A 型ボツリヌス毒素製剤 ボトックス® 注用 50, 100 単位」2012 年 11 月改訂(第 10 版).
14) Kahn JB, Glikilich RE, Boyev KP, et al：Validation of a patient-graded instrument for facial nerve paralysis：the FaCE scale. Laryngoscope, 111：387-398, 2001.
   Summary 顔面神経麻痺患者専用の QOL 評価を作成し，信頼性・妥当性を備えていること報告している．
15) Mehta RP, Hadlock TA：Botulinum toxin and quality of life in patients with facial paralysis. Arch Facial Plast Surg, 10(2)：84-87, 2008.
16) 杉浦むつみ，新名理恵，池田 稔ほか：顔面神経麻痺患者の心理的ストレス評価．日耳鼻，106：491-498, 2003.
   Summary 顔面神経麻痺による心理的ストレスを問診にて評価し，約 35％の患者が中等度以上のストレス反応を示すこと，65 歳未満や帯状疱疹のある患者ではストレスの反応が有意に高いことを報告している．

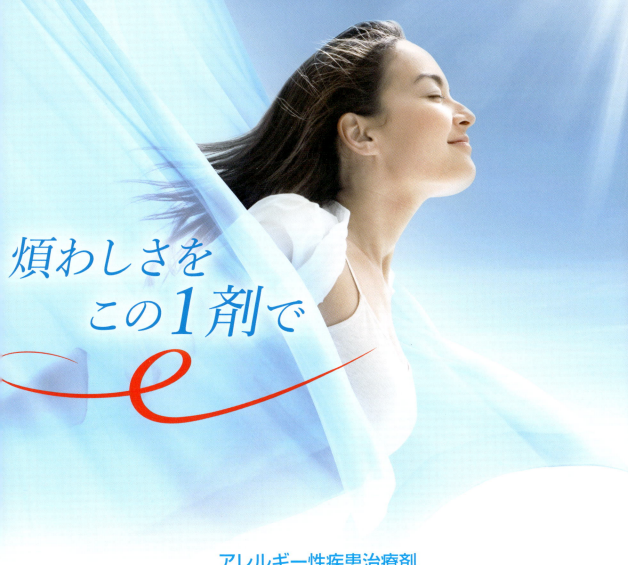

煩わしさを
この1剤で

アレルギー性疾患治療剤
劇薬　処方箋医薬品（注意－医師等の処方箋により使用すること）

dellegra ディレグラ® 配合錠

フェキソフェナジン塩酸塩／塩酸プソイドエフェドリン配合錠
●薬価基準収載

【禁忌（次の患者には投与しないこと）】
1. 本剤の成分及び塩酸プソイドエフェドリンと化学構造が類似する化合物（エフェドリン塩酸塩又はメチルエフェドリン塩酸塩を含有する製剤）に対し過敏症の既往歴のある患者
2. 重症の高血圧の患者［症状が悪化するおそれがある。］
3. 重症の冠動脈疾患の患者［症状が悪化するおそれがある。］
4. 狭隅角緑内障の患者［症状が悪化するおそれがある。］
5. 尿閉のある患者［症状が悪化するおそれがある。］
6. 交感神経刺激薬による不眠、めまい、脱力、振戦、不整脈等の既往歴のある患者［塩酸プソイドエフェドリンの交感神経刺激作用が強くあらわれるおそれがある。］

「効能又は効果」「用法及び用量」「使用上の注意」等については、D.I.ページをご参照ください。

製造販売：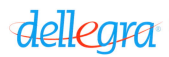

〒163-1488
東京都新宿区西新宿三丁目20番2号

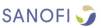

アレルギー性疾患治療剤
劇薬　処方箋医薬品(注意-医師等の処方箋により使用すること)

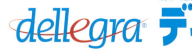 **ディグラ® 配合錠**

フェキソフェナジン塩酸塩/塩酸プソイドエフェドリン配合錠

●薬価基準収載

貯法：室温保存　使用期限：外箱に表示

【禁忌（次の患者には投与しないこと）】
1. 本剤の成分及び塩酸プソイドエフェドリンと化学構造が類似する化合物（エフェドリン塩酸塩又はメチルエフェドリン塩酸塩を含有する製剤）に対し過敏症の既往歴のある患者
2. 重症の高血圧の患者[症状が悪化するおそれがある。]
3. 重症の冠動脈疾患の患者[症状が悪化するおそれがある。]
4. 狭隅角緑内障の患者[症状が悪化するおそれがある。]
5. 尿閉のある患者[症状が悪化するおそれがある。]
6. 交感神経刺激薬による不眠、めまい、脱力、振戦、不整脈等の既往歴のある患者[塩酸プソイドエフェドリンの交感神経刺激作用が強くあらわれるおそれがある。]

組成・性状

販売名	ディグラ配合錠
有効成分(1錠中)	日局フェキソフェナジン塩酸塩30mg及び塩酸プソイドエフェドリン60mg
添加物	カルナウバロウ、ステアリン酸、軽質無水ケイ酸、結晶セルロース、クロスカルメロースナトリウム、部分アルファー化デンプン、ステアリン酸マグネシウム、ポリビニルアルコール（部分けん化物）、酸化チタン、マクロゴール4000、タルク、黄色三二酸化鉄、三二酸化鉄
色・剤形	うすいだいだい色のフィルムコート錠	厚さ(mm)	6
外形		重量(mg)	588
大きさ(mm)	長径17.5、短径7.8	識別コード	H

効能又は効果
アレルギー性鼻炎

〈効能又は効果に関連する使用上の注意〉
鼻閉症状が中等症以上の場合に本剤の使用を検討すること。[【臨床成績】の項参照]

用法及び用量
通常、成人及び12歳以上の小児には1回2錠（フェキソフェナジン塩酸塩として60mg及び塩酸プソイドエフェドリンとして120mg）を1日2回、朝及び夕の空腹時に経口投与する。

〈用法及び用量に関連する使用上の注意〉
塩酸プソイドエフェドリンは主として腎臓を経て尿中に排泄されるので、腎機能障害のある患者では適宜減量すること。[排泄が遅延し、作用が強くあらわれるおそれがある。]「1. 慎重投与」及び【薬物動態】の項参照]

使用上の注意
1. 慎重投与（次の患者には慎重に投与すること）
   (1) 糖尿病の患者[血糖値が上昇するおそれがある。]　(2) 高血圧の患者[血圧が上昇するおそれがある。]　(3) 虚血性心疾患の患者[虚血性心疾患が悪化するおそれがある。]　(4) 眼圧上昇のある患者[眼圧が上昇するおそれがある。]　(5) 甲状腺機能亢進症の患者[交感神経刺激作用が増強するおそれがある。]　(6) 前立腺肥大のある患者[排尿困難が悪化するおそれがある。]　(7) 腎機能障害のある患者〈用法及び用量に関連する使用上の注意〉の項参照]
2. 重要な基本的注意
   (1) 本剤の使用は鼻閉症状が強い期間のみの最小限の期間にとどめ、鼻閉症状の緩解がみられた場合には、速やかに抗ヒスタミン剤単独療法への切り替えを考慮すること。本剤を2週間を超えて投与したときの有効性及び安全性は検討されていない。[【臨床成績】の項参照]　(2) 本剤の使用により効果が認められない場合には、漫然と長期にわたり投与しないように注意すること。
3. 相互作用
   併用注意（併用に注意すること）

薬剤名等	臨床症状・措置方法	機序・危険因子
制酸剤（水酸化アルミニウム・水酸化マグネシウム含有製剤）	フェキソフェナジン塩酸塩の作用を減弱させることがあるので、同時に服用は避け又は慎重に投与すること。[【薬物動態】の項参照]	水酸化アルミニウム・水酸化マグネシウムがフェキソフェナジン塩酸塩を一時的に吸着することにより吸収量が減少することによるものと推定される。
エリスロマイシン	フェキソフェナジン塩酸塩の血漿中濃度を上昇させるとの報告がある。[【薬物動態】の項参照]	P糖蛋白の阻害によるフェキソフェナジン塩酸塩のクリアランスの低下及び吸収率の増加に起因するものと推定される。
交感神経系に対し抑制的に作用する降圧剤 メチルドパ レセルピン	降圧作用が減弱することがある。	塩酸プソイドエフェドリンの交感神経刺激作用により、交感神経抑制作用を減弱する。
交感神経刺激薬	塩酸プソイドエフェドリンの心血管に対する作用が増強されることがある。	共に交感神経刺激作用を有するため。

薬剤名等	臨床症状・措置方法	機序・危険因子
選択的MAO-B阻害剤 セレギリン	血圧上昇等が起こるおそれがある。	セレギリンのMAO-B選択性が低下した場合、交感神経刺激作用が増強されると考えられる。

4. 副作用
国内で実施された臨床試験において、フェキソフェナジン塩酸塩と塩酸プソイドエフェドリンの配合剤が投与された患者で副作用が報告された347例中5例(1.4%)であり、頭痛2例(0.6%)、発疹2例(0.6%)、疲労1例(0.3%)、口渇1例(0.3%)であった。（承認時）

(1) 重大な副作用（いずれも頻度不明[注1]）　1) ショック、アナフィラキシー…ショック、アナフィラキシーがあらわれることがあるので、観察を十分に行い、呼吸困難、血圧低下、血管浮腫、胸痛、潮紅等の過敏症状があらわれた場合には投与を中止し、適切な処置を行うこと。　2) 痙攣…痙攣があらわれることがあるので、観察を十分に行い、異常が認められた場合には投与を中止し、適切な処置を行うこと。　3) 肝機能障害、黄疸…AST(GOT)、ALT(GPT)、γ-GTP、Al-P、LDHの上昇等の肝機能障害、黄疸があらわれることがあるので、観察を十分に行い異常が認められた場合には、投与を中止し、適切な処置を行うこと。　4) 無顆粒球症、白血球減少、好中球減少…無顆粒球症、白血球減少、好中球減少があらわれることがあるので、観察を十分に行い、異常が認められた場合には投与を中止し、適切な処置を行うこと。　5) 急性汎発性発疹性膿疱症…急性汎発性発疹性膿疱症があらわれることがあるので、観察を十分に行い、発熱、紅斑、多数の小膿疱等があらわれた場合には投与を中止し、適切な処置を行うこと。

(2) その他の副作用

	頻度不明[注1]	0.1～5%未満
精神神経系	しびれ感、眠気、倦怠感、めまい、不眠、神経過敏、悪夢、睡眠障害、中枢神経刺激、激越、落ち着きのなさ、脱力、恐怖、不安、緊張、振戦、幻覚	頭痛、疲労
消化器	便秘、嘔気、嘔吐、腹痛、下痢、消化不良、虚血性大腸炎	口渇
過敏症[注2]	血管浮腫、そう痒、蕁麻疹、潮紅	発疹
肝臓[注3]	AST(GOT)上昇、ALT(GPT)上昇	
腎臓・泌尿器	頻尿、排尿困難	
循環器	頻脈、動悸、血圧上昇、高血圧、不整脈、循環虚脱	
その他	味覚異常、浮腫、胸痛、呼吸困難、食欲不振、蒼白、月経異常	

注1) 海外で認められている本剤の副作用又はフェキソフェナジン塩酸塩もしくは塩酸プソイドエフェドリンで認められている副作用のため頻度不明。
注2) このような症状があらわれた場合には、投与を中止すること。
注3) このような異常があらわれた場合には、減量、休薬等の適切な処置を行うこと。

5. 高齢者への投与
高齢者では腎機能が低下していることが多く、腎臓からも排泄される本剤では血中濃度が上昇する場合があるので、異常が認められた場合には適切な処置を行うこと。[【薬物動態】4. 高齢者での体内動態、5. 腎機能障害患者における体内動態】の項参照]

6. 妊婦、産婦、授乳婦等への投与
(1) 妊婦又は妊娠している可能性のある婦人には、治療上の有益性が危険性を上回ると判断される場合にのみ投与すること。妊娠中の投与に関する安全性は確立していない。　(2) 授乳中の婦人には本剤投与中は授乳を避けさせること。塩酸プソイドエフェドリンでは、ヒト乳汁中へ移行することが報告されている。また、フェキソフェナジン塩酸塩では、動物実験（ラット）で乳汁中へ移行することが報告されている。

7. 小児等への投与
低出生体重児、新生児、乳児、幼児又は12歳未満の小児に対する有効性及び安全性は確立していない。[使用経験がない。]

8. 臨床検査結果に及ぼす影響
フェキソフェナジン塩酸塩は、アレルゲン皮内反応を抑制するため、アレルゲン皮内反応検査を実施する3～5日前から本剤の投与を中止すること。

9. 過量投与
(1) フェキソフェナジン塩酸塩の過量投与に関する報告は限られており、外国での過量服用症例報告には用量が不明な症例が多いが、最も高用量を服用した2例(1800～3600mg)では、症状はないかあるいは小さい、眠気及び口渇が報告されている。フェキソフェナジン塩酸塩の最大耐用量は確立していない。過量投与例においては、吸収されずに残っている薬物を通常の方法で除去すること及び、その後の処置は対症的、補助療法を検討すること。なお、フェキソフェナジン塩酸塩は血液透析によって除去できない。　(2) 塩酸プソイドエフェドリンの急性過量投与に関する報告は市販後の情報に限られているが、交感神経刺激薬を大量に投与すると、めまい感、頭痛、悪心、嘔吐、発汗、口渇、頻脈、前胸部痛、動悸、高血圧、排尿困難、筋力低下及び筋緊張、不安、落ち着きのなさ、不眠症などがみられることがある。妄想や幻覚を伴う中毒性精神病がみられる患者も多い。また、不整脈、循環虚脱、痙攣、昏睡、呼吸不全がみられることもある。塩酸プソイドエフェドリンの排泄は、尿pHが低下すると増加する。なお、塩酸プソイドエフェドリンが血液透析によって除去できるかどうかは不明である。

10. 適用上の注意
(1) 薬剤交付時　PTP包装の薬剤はPTPシートから取り出して服用するよう指導すること。[PTPシートの誤飲により、硬い鋭角部が食道粘膜へ刺入し、更には穿孔をおこして縦隔洞炎等の重篤な合併症を併発することが報告されている。]　(2) 服用時　1) 本剤は徐放層を含む錠剤であるため、噛んだり、砕いたりせず、水と一緒にそのまま服用すること。　2) 糞便中に、有効成分放出後の殻錠が排泄されることがある。

包　装
100錠[10錠(PTP)×10]
500錠[10錠(PTP)×50]

2016年4月改訂（第4版）

★詳細は添付文書をご参照ください。　★添付文書の改訂にご留意ください。　★資料は当社医薬情報担当者にご請求ください。

製造販売：**サノフィ株式会社**
〒163-1488
東京都新宿区西新宿三丁目20番2号

詳しくは製品情報サイトをご覧ください。

e-MR　検索

2016年12月作成　SAJP.DLE.16.12.3095

好評書籍

今さら聞けない！

耳鼻咽喉科
小児科・内科
でも大好評!!

小児の みみ・はな・のど診療 Q&A

子どもを診る現場で必携！

編集

加我君孝
（国際医療福祉大学言語聴覚センター長）

山中 昇
（和歌山県立医科大学 教授）

子どもの「みみ・はな・のど」を、あらゆる角度から取り上げた必読書！
臨床・研究の現場ならではの「今さら聞けない」129の疑問に、最新の視点からQ&A形式で答えます。

Ⅰ，Ⅱ巻とも
B5判 252頁 定価（本体価格 5,800円＋税）
2015年4月発行

Ⅰ巻

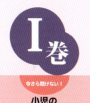

A. 一般
エビデンス、メタアナリシス、システマティックレビュー、ガイドラインの違いがよくわかりません／エビデンスのない診療はしてはダメですか？ ほか

B. 耳一般
子どもの耳のCTの被曝量は許容範囲のものですか？何回ぐらい撮ると危険ですか？MRIには危険はないのですか？／小耳症はどう扱えば良いですか？ ほか

C. 聴覚
新生児聴覚スクリーニングとは何ですか？／精密聴力検査とは何ですか？／聴性脳幹反応（ABR）が無反応の場合の難聴は重いのですか？ ほか

D. 人工内耳・補聴器
幼小児の補聴器はどのようにすれば使ってもらえますか？／幼小児の人工内耳でことばも音楽も獲得されますか？ ほか

E. 中耳炎
耳痛と発熱があったら急性中耳炎と診断して良いですか？／急性中耳炎と滲出性中耳炎の違いは何ですか？／鼻すすりは中耳炎を起こしやすくしますか？／急性中耳炎はほとんどがウイルス性ですか？／急性中耳炎の細菌検査で，鼻から採取した検体は有用ですか？ ほか

Ⅱ巻

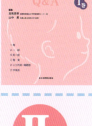

F. 鼻副鼻腔炎・嗅覚
鼻出血はどのようにして止めたら良いですか？／鼻アレルギーと喘息との関連を教えて下さい．ARIAとは何ですか？／副鼻腔は何歳頃からできるのですか？ ほか

G. 咽頭・扁桃炎
扁桃は役に立っているのですか？／扁桃肥大は病気ですか？ ほか

H. 音声・言語
"さかな"を"たかな"や，"さしすせそ"を"たちつてと"と発音するなど，さ行を正しく言えない場合はどのように対応すべきですか？ ほか

I. めまい
子どもにもメニエール病やBPPVはありますか？／先天性の三半規管の機能低下で運動発達は遅れますか？ ほか

J. いびき・睡眠時無呼吸・呼吸・気道
睡眠時無呼吸症候群は扁桃やアデノイドを手術で摘出すると改善しますか？ ほか

K. 感染症
子どもの鼻には生まれつき細菌がいるのですか？／抗菌薬治療を行うと鼻の常在菌は変化するのですか？／耳や鼻からの細菌検査はどのようにしたら良いですか？ ほか

L. 心理
学習障害はどのような場合に診断しますか？ ほか

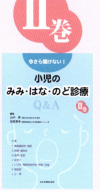

全日本病院出版会 〒113-0033 東京都文京区本郷3-16-4 Tel:03-5689-5989
http://www.zenniti.com Fax:03-5689-8030

お求めはお近くの書店または弊社ホームページまで！

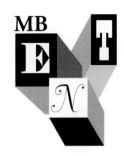

◆特集・顔面神経麻痺のリハビリテーションによる機能回復

外科的リハビリテーション

上田和毅*

Abstract 表情筋の機能不全を形成外科的な手段で回復させることを外科的リハビリテーションと称して述べた．内容としては，顔面交差神経移植，舌下神経-顔面神経吻合術，側頭筋移行術，血管柄付遊離筋肉移植などであり，顔面神経麻痺の治療法の中で，動的再建法と呼ばれる部分である．だだし，顔面交差神経移植は麻痺発症後2ヶ月以内，舌下神経-顔面神経吻合術は6ヶ月以内の施行が，効果の得られる限界であることを強調した．筋肉移植ではそうした制限はないが，移植床血管と donor nerve の慎重な選択が必要である．これらの術式では効果がみられるまでにかなりの日数を要するのに対し，側頭筋移行術では即効が得られる．奥歯を噛み合わせないと機能しないという不便さはあるが，その即効性のために様々なバリエーションが加えられ，しばしば用いられている．

Key words 顔面交差神経移植(cross face nerve graft)，舌下神経-顔面神経吻合術(hypoglossal-facial nerve anastomosis)，側頭筋移行術(temporal muscle transfer)，遊離筋肉移植術(free muscle transplatation)

はじめに

外科的リハビリテーションとは聞きなれない言葉であろうが，ここでは表情筋の機能不全を外科的な手段で回復させることを意味する．顔面神経の損傷部を単なる神経縫合や神経移植で補修した場合もこれに当てはまるが，ここではそれ以外の形成外科独特の手段をもって顔面表情筋の回復をはかろうとする試みに限って述べる．

形成外科的リハビリテーション

1．神経を介して

1）顔面交差神経移植(図1～3)

健側からの神経移植を介して表情筋の機能回復を図る術式である．1971年，Scaramella によって初めて報告された[1]．彼の報告では，患側の顔面神経本幹1本に対してだけ神経移植が行われているが，その後，側頭骨外の顔面神経分枝のそれぞれに分けて複数の神経移植を行う方法が相次いで報告された[2)3)]．これにより，異常共同運動の少ない表情運動の回復が期待された．しかし，いずれにしろ，長さ20 cm 以上の神経移植を要するため，機能回復までに長い時間(術後6ヶ月以上)を要し，しかも最終的に得られる表情筋運動はそれだけでは満足すべきものではないことが多い．特に顔面神経麻痺発症から時間の経た症例においては成績が不良であり，少なくとも2ヶ月までに手術を行う必要がある[4)]．

一方，発症後2ヶ月という時期は，顔面神経の損傷が部分的であった場合はまだ十分自然回復が見込まれる時期である．従って，この時期の顔面交差神経移植の術式は Scaramella の報告した原法とは異なり，患側ではより末梢部(内側)で神経縫合を行う術式が選ばれる[5)]．

2）舌下神経顔面-神経吻合術(図2～4)，咬筋神経-顔面神経吻合術

前述した顔面交差神経移植の手術時期を過ぎた症例では，より強い motor source を求めなければ

* Ueda Kazuki, 〒960-1295 福島市光が丘1番地　福島県立医科大学形成外科，教授

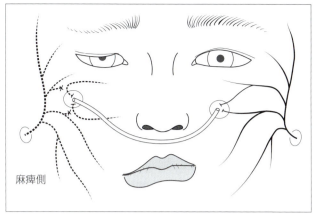

図 1. 我々の顔面交差神経移植術

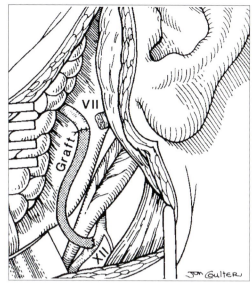

図 2. 顔面神経舌下神経吻合の1例 interpositional jump graft(文献8より)

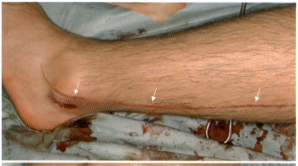

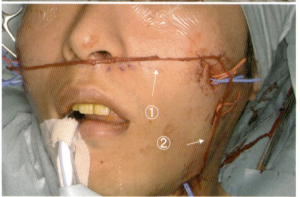

図 3. 顔面交差神経移植と舌下神経顔面神経吻合術の同時手術
a：腓腹から採取された腓腹神経
b：腓腹神経は分断されて移植された(① 顔面交差神経の移植位置，② Jump graft の移植位置)

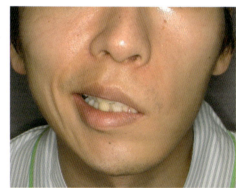

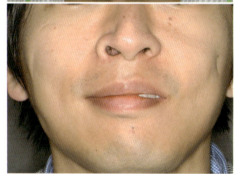

図 4. 図3の症例の手術結果
a：術前(脳腫瘍による左完全麻痺)
b：術後5年

ばならない．選択肢としては，舌下神経が用いられることが多い．古くは，舌下神経を全切断して患側の顔面神経と直接に吻合した[6]が，最近では May の報告[7)8)]したような，神経移植を介して舌下神経の一部と患者側顔面神経とをつなぐような形式が一般的である(図2)．他には，咬筋神経の分枝を神経移植を介して顔面神経とつなぐ術式も行われている[9]．

神経移植を行う場合でも移植長が短い(5～6 cm)ため，手術可能な時期は顔面交差神経移植よりやや長く，麻痺発症から6ヶ月程度までに行えば効果が期待される[10]．

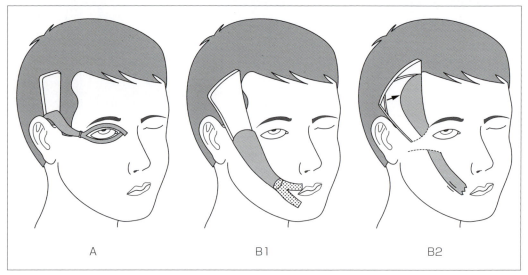

図 5. 側頭筋移行術の各種
A：眼瞼への側頭筋移行術
B1：口角への側頭筋移行術
B2：口角への側頭筋移行術（Labbé 法）

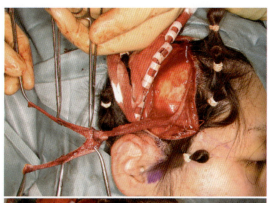
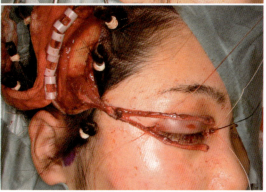

図 6. 眼瞼への側頭筋移行術
a：先端に側頭筋深筋膜を付着させたまま，側頭筋弁を挙上したところ
b：深筋膜の移植位置

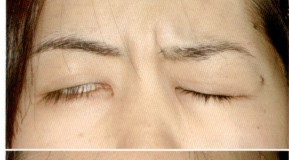
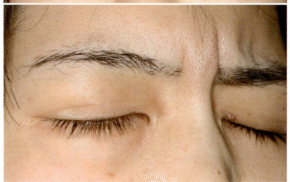

図 7. 眼瞼への側頭筋移行術の結果
a：術前
b：術後 1 年．奥歯を噛む動作と連動して瞼が閉じる

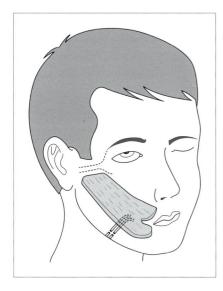

◀ 図 8.
血管柄付遊離筋肉移植の移植位置

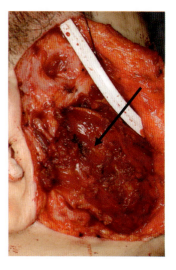

図 9. ▶
移植された広背筋（矢印）

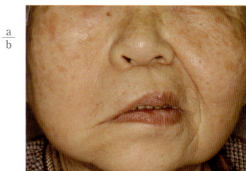

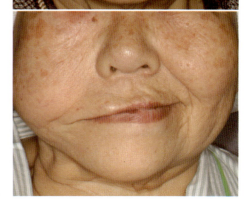

図 10.
血管柄付遊離筋肉移植症例(79 歳)
a：術前(79 歳，右完全麻痺，脳腫瘍術後)
b：術後 1 年半(広背筋移植，咬筋神経に縫合)

2．筋肉を介して

1）筋移行術

筋移行術に用いられる筋肉としては，側頭筋が最も一般的である．

(1) 眼瞼へ（図 5-A，図 6, 7）

顔面神経麻痺による閉瞼不全を改善するために行われる．幅 3 cm，長さ 5 cm 程度の大きさで下方茎の側頭筋弁を挙上し，先端に側頭筋深筋膜を 2 本つけて上下眼瞼の皮下を通し，内眼角靱帯に固定する．術後，患者は奥歯を噛む動作をすることで，目を閉じられるようになる．歴史は比較的古く，Gillies[11]によって始められ，Andersen によって一般化された[12]ので，Andersen 法と呼ばれることがある．眼輪筋機能が永久的に廃絶した症例においては，最も確実に効果が得られる術式といってよい．

(2) 口角へ

前項では眼瞼方向へ移行された側頭筋を口角部に移行する方法で，口角からの流涎を防げると同時に，笑いの表情も再現される．古くは下方を茎として折り返す方法がとられた[13]が（図 5-B1），最近では頭側を茎として筋突起ごと前下方に移行する方法[14]が脚光を浴びている（図 5-B2）．後者では強い力が患側口角に作用する．しかし，前項の Andersen 法と併用しにくい面がある．歯を噛む動作と連動させないと口角が挙上しないので，心情と一致した顔面表情運動がみられないが，訓練すればかなり対称的な笑いも再現される．ただし，手技に習熟していないと，安静時に口角が挙上されすぎる傾向がある．

2）筋移植術（図 8～10）

力強い動きを顔面に再現するには，他所から筋肉を移植するほかはない．始めに移植されたのは薄筋で，陳旧性の顔面神経麻痺の症例に移植され

た[15]．Motor source は患側の深側頭神経の中枢断端であり，これと閉鎖神経が縫合され，血管は浅側頭動静脈と吻合された．その後，適応が広げられ，両側性麻痺の症例，機能が十分残存している不全麻痺の症例に対しても行われるようになった．その場合，motor source としては，健側顔面神経や咬筋神経，舌下神経などが選ばれる．健側顔面神経を用いる際には，顔面を横断するような長い神経移植をあらかじめ行っておく二期的な方法と長い神経柄を持つ筋肉（広背筋など）を使って1回で筋肉移植を行う一期的な方法とがある．どちらの方法にしろ，移植筋が動き出すまでに6ヶ月以上を要する．

文献

1) Scaramella LF：L'anastomosi tra i due nervi faciali. Arch Ital Otol Rinol Laringol, **82**：209-215, 1971.
2) Anderl H：Cross-face nerve transplant. Clin Plast Surg, **6**(3)：433-439, 1979.
3) Fisch U：Cross-face grafting in facial paralysis. Arch Otolaryngol, **102**：453-457, 1976.
4) 上田和毅，梶川明義，鈴木康俊：顔面交差神経移植の適応．Facial N Res Jpn, **21**：128-130, 2001.
5) Ueda K, Kajikawa A, Suzuki Y, et al：Combination of hypoglossal-facia nerve jump graft by end-to-side neurorrhaphy and cross-face nerve graft for the treatment of facial paralysis. J Reconstr Surg, **23**(3)：181-187, 2007.
6) Love JG, Cannon BW：Nerve anastomosis in the treatment of facial paralysis. AMA Arch Surg, **62**(3)：379-390, 1951.
7) May M, Sobol SM, Mester SJ：Hypoglossal-facial nerve interpositional-jump graft for facial reanimation without tongue atrophy. Otolaryn Head Neck Surg, **104**：818-825, 1991.
8) May M：Nerve substitution technique：XII-VII Hook-Up, XII-VII Jump Graft, and Cross-Face Graft. In：May M SB, ed：611-633, The facial nerve May's second edition. second ed. Thieme, 2000.
   Summary 舌下神経などを用いた表情筋の機能回復の過程が，大御所 May 自身により豊富な図で説明されている．
9) Biglioli F, Colombo V, Rabbiosi D, et al：Masseteric-facial nerve neurorrhaphy：results of a case series. J Neurosurg, **1**：1-7, 2016.
10) Okochi M, Ueda K, Okochi H, et al：Facial reanimation using hypoglossal-facial neurorrhaphy with end-to-side coaptation between the jump interpositional nerve graft and hypoglossal nerve：Outcome and duration of preoperative paralysis. Microsurgery, **36**(6)：460-466, 2016.
11) Gillies H：The principles and art of plastic surgery. Boston：Little, Brown and Company, 1957.
12) Andersen JG：Surgical treatment of lagophthalmos in leprosy by the Gillies temporalis transfer. Brit J Plast Surg, **14**：339-345, 1961.
    Summary 眼瞼に対する側頭筋移行術の代表的な論文．Andersen 法はこの論文に由来する．
13) Rubin LR：Reanimation of total unilateral facial paralysis by the contiguous facial muscle techinique. In：LR R, ed：156-177 The paralyzed face. St. Louis：the CV Mosby Co, 1991.
14) Labbe D, Huault M：Lengthening temporalis myoplasty and lip reanimation. Plast Reconstr Surg, **105**：1289-1297, 1997.
    Summary 口角に対する側頭筋移行術において，近年の改良をもたらした Labbe の先駆的原著．
15) Harii K, Ohmori K, Torii S：Free gracilis muscle transplantation with neurovascular anastomosis for the treatment of facial paralysis. Plast Reconstr Surg, **57**：133-143, 1976.
    Summary 顔面神経麻痺に対する遊離筋肉移植の最初の報告．非回復性麻痺に対する外科的治療に画期的な進展を与えた．

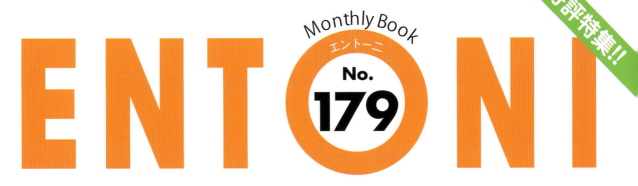

Monthly Book ENTONI No.179

2015年4月増刊号

診断・治療に必要な 耳鼻咽喉科臨床検査
―活用の point と pitfall―

■編集企画　村上信五（名古屋市立大学教授）
190頁，定価5,400円＋税

日常診療でよく遭遇する疾患の鑑別や治療方法の選択に必要な検査をピックアップし，その症例を提示し，実践的な活用法，検査方法，解釈の point と pitfall について解説！！

☆ CONTENTS ☆

乳幼児・小児難聴の早期診断と鑑別 up to date
　……………………………………増田佐和子
混合性難聴の鑑別……………………渡辺　知緒ほか
内耳性難聴と後迷路性難聴の鑑別………吉田　尚弘
詐聴，機能性難聴を如何にして見抜くか……和田　哲郎ほか
変動する感音難聴の鑑別…………………神崎　晶
耳鳴の重症度診断と治療に必要な検査……高橋真理子
めまいの病巣診断……………………岩﨑　真一
赤外線フレンツェル眼鏡と ENG の使い分け…北原　糺
良性発作性頭位めまい症（BPPV）の
　病変部位診断………………………池宮城芙由子ほか
蝸牛水腫および内リンパ水腫の診断………曾根三千彦
肉芽性中耳炎の鑑別…………………岸部　幹

耳管機能検査の使い分け……………大島　猛史
顔面神経麻痺の重症度と予後診断…………萩森　伸一
味覚障害の診断………………………任　　智美
嗅覚障害の診断………………………小林　正佳
睡眠時無呼吸症候群…………………澤井　理華ほか
声帯麻痺のない嗄声の診断…………田口　亜紀
一側性声帯麻痺の原因診断…………片田　彰博
経口摂取判断のための嚥下機能検査………兵頭　政光
慢性咳嗽の鑑別………………………内藤　健晴
唾液腺水腫の鑑別……………………野村　一顕ほか
咽喉頭炎の鑑別………………………余田　敬子
口腔・咽頭・喉頭の表在癌の早期診断……杉本　太郎ほか
頭頸部腫瘍の穿刺細胞診……………花井　信広

全日本病院出版会
〒113-0033　東京都文京区本郷 3-16-4
Tel:03-5689-5989　　Fax:03-5689-8030

おもとめはお近くの書店または弊社ホームページ（http://www.zenniti.com）まで！

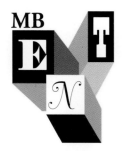

◆特集・顔面神経麻痺のリハビリテーションによる機能回復

顔面神経麻痺の中枢性リハビリテーション

栢森良二*

Abstract Bell 麻痺や Hunt 症候群に対する理学的リハビリテーション(以下,リハビリ)は末梢性であり,目標は病的共同運動や顔面拘縮の予防軽減である.これに対して,中枢性リハビリの対象には,顔面神経再建術後と中枢性顔面麻痺後の2つのカテゴリーがある.前者では,主に舌下-顔面神経吻合術,顔面交叉神経移植術後の症例であり,後者は主に脳卒中など脳損傷後の症例である.目標は顔面運動皮質の再構築である.舌下-顔面神経吻合術後の症例に対して,舌下神経運動皮質を顔面運動皮質に変換することであり,ただ表情筋の随意運動だけを強力に行っても無駄である.舌下神経支配筋の舌運動と表情筋運動を同期して実施することである.これに対して,顔面交叉神経移植術後や中枢性顔面麻痺の症例では,下部表情筋の強力な随意運動である.

中枢性リハビリの原則は,運動皮質の不使用による萎縮予防のための早期介入を行い,できるだけ頻回の訓練を行うことが重要である.

Key words 中枢性リハビリテーション(central rehabilitation),顔面運動皮質の再構築(facial cortex reorganization),舌下-顔面神経吻合術(hypoglossal-facial anastomosis),顔面交叉神経移植術(facial cross-nerve graft),中枢性顔面麻痺(central facial palsy),可塑性(plasticity)

Bell 麻痺や Hunt 症候群に対する理学的リハビリは末梢性アプローチであり,目標は病的共同運動や顔面拘縮の予防軽減である.これに対して,中枢性リハビリでは対象が2つあり,顔面神経再建術後と,脳卒中後など脳損傷後の中枢性顔面麻痺である.こちらの目標は,顔面運動皮質の再構築による患側表情筋の随意運動と筋力強化である(表 1).

顔面神経再建術のリハビリテーション

顔面神経の不可逆的損傷に対して,外科的な再建術が必要である.さらに術後に理学的リハビリは必須である.末梢神経の吻合術が開通する 2～3ヶ月を待っていたのでは,顔面運動皮質は萎縮して,せっかくのゴールデン・タイムを逃すことになる.これはリハビリの対象は,末梢神経の吻合術による表情筋ではなく,表情筋を支配する大脳皮質を構築することである.末梢神経再建術とともに患側表情筋は,従来の大脳皮質支配から,新たな大脳皮質に再構築されなければならず,後述するように中枢性リハビリの原則に従っている.

1.舌下-顔面神経吻合術

基本的な術式は,舌下神経を切断して顔面神経と吻合する古典的な吻合術である.術後の理学的リハビリは,舌運動と同期した強力な表情運動を行うことである.これによって,患側表情筋を支配する対側大脳舌下運動皮質を顔面運動皮質に再構築することになる(図 1,2).

2.ジャンプ・グラフトのイラスト

顔面神経と舌下神経との間に神経移植術を行うものである(図 3).顔面神経機能が残存していれば,これに舌下運動皮質の一部が表情運動に参加することになる.利点は舌機能が温存されること

---

* Kayamori Ryoji,〒170-8445 東京都豊島区東池袋 2-51-4 帝京平成大学健康メディカル学部理学療法科,教授/帝京大学医学部,客員教授

表1. 末梢性と中枢性リハビリの対象と目標

	末梢性リハビリ	中枢性リハビリ
対象	Bell麻痺，Hunt症候群など	顔面神経再建術後 中枢性顔面麻痺
リハビリ目標	病的共同運動，顔面拘縮の予防と軽減	顔面運動皮質の再構築による患側表情筋の随意運動と筋力強化

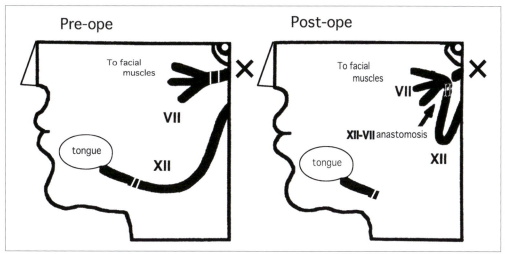

図1. 古典的舌下-顔面神経吻合術のイラスト
×：顔面神経の損傷を表している

である．しかも表情筋は舌下運動皮質下に入るために，顔面神経機能温存に伴う迷入再生による病的共同運動は軽減化する．短所は，同じ術野にある大耳介神経を使う場合，移植神経が細いために，十分な訓練あるいは学習が必要になる．

3．顔面交叉神経移植術

腓腹神経などを移植神経として使い，健側右と患側左の頬骨枝や頬筋枝を吻合する(図4)．側頭枝支配の眼輪筋の随意運動を導出することは困難である．患側口周囲筋の運動が改善される．末梢レベルで左右の交叉神経移植術を行うと，大脳運動皮質では，患側表情筋を支配する顔面運動皮質からの非交叉性神経線維が顔面神経核に入り，患側口周囲筋を支配していると考えられる．患側の

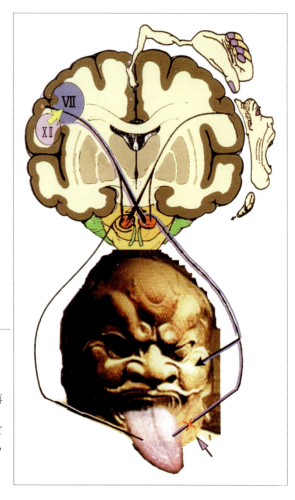

図2．
中枢レベルの皮質再構築のイラスト
原則は，患側表情筋と同期して舌を強力に動かすことによって，麻痺側の舌下運動皮質は，可塑性を利用して顔面運動皮質に再構築することである
なお青色Ⅶと青線は顔面運動皮質と顔面神経を表している．ピンク色ⅫとピンクΛ線は舌下運動皮質と舌下神経を表している
(文献1より改変引用)

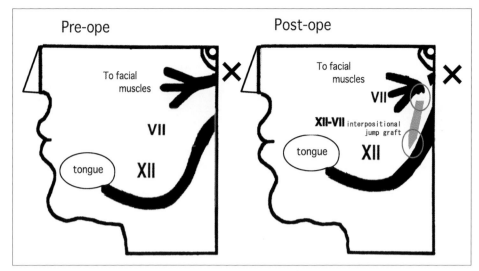

図 3. ジャンプ・グラフトのイラスト
×：顔面神経の損傷を表している．舌下神経と顔面神経の間に移植神経(interpositional jump graft)を挿入している

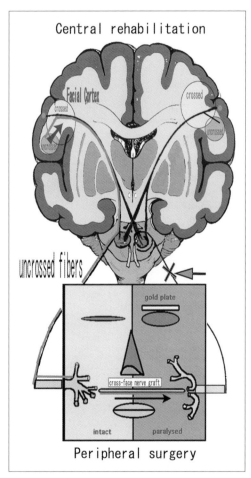

図 4.
顔面交叉神経移植術の中枢リハビリ
×：顔面神経の損傷を表している．左患側表情筋は交叉神経移植術によって，従来，左大脳顔面皮質からのインパルスが，健側右顔面神経を通過して，次に左患側表情筋を動かすと考えられてきた
（文献 1 より改変引用）

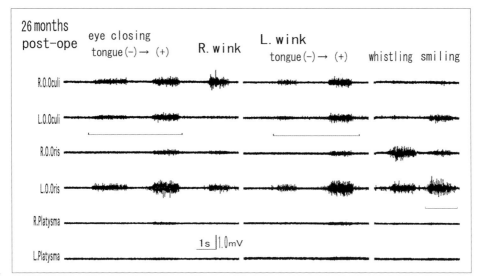

図 5. 左患側口周囲筋の運動と表面 EMG（19 歳，女性）

聴神経腫瘍切除術後．舌下-顔面神経吻合術，顔面交叉神経移植術を実施した．術後 26 ヶ月の表面 EMG である．左眼輪筋より振幅の大きい MUP が左口輪筋から出現している．口笛吹き（whistling）では，患側左の口輪筋は筋力低下があるが，微笑（smiling）では右健側の口輪筋の運動から独立した左患側の運動がみられる．このことは，左患側表情筋支配は，左健側顔面運動皮質を介して交叉性神経支配の右表情筋を経由した神経経路でないことを示唆している．むしろ，左患側表情筋は，従来の対側右大脳顔面運動皮質から，非交叉性顔面神経路が介入している可能性が高い
（文献 1 より改変引用）

運動は，健側口周囲筋の運動と独立していることが特徴である（図 5）．つまり中枢性リハビリでは，患側表情筋の顔面運動皮質の中の同側支配皮質を強化していることになる．

4．ジャンプ・グラフトと交叉神経移植術の組合せ

図 6 の症例では，左顔面麻痺筋を支配しているのは左舌下神経と右頬骨枝と頬筋枝からの交叉神経移植術である．左表情筋を動かすためには，舌下皮質を顔面運動皮質に変換し，さらに右顔面運動皮質を非交叉性顔面神経が優位になるように再構築する必要がある．

5．治療アプローチ

Bell 麻痺，Hunt 症候群の末梢性リハビリでは，大脳皮質レベルの随意運動をコントロールすることによって病的共同運動を抑制している．これに対して，動的顔面神経再建術では，大脳運動皮質の可塑性を利用して再構築を行うことが目標であることから，舌運動と同期した表情運動を強力に実施する必要がある．大脳皮質の可塑性では，

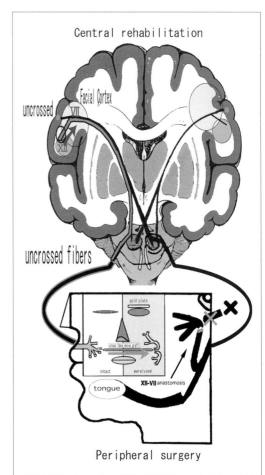

図 6.
舌下-顔面神経吻合術＋顔面交叉移植術
（文献 1 より改変引用）

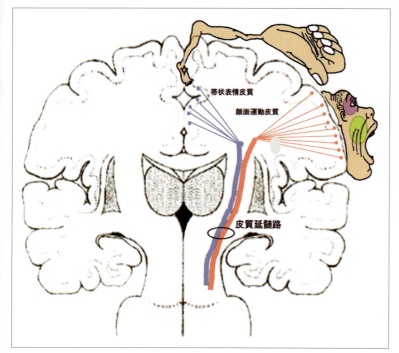

図 7.
2つの顔面運動皮質のイラスト
1つは随意運動皮質であり，もう1つは帯状回にある帯状表情皮質がある．通常の錐体路病変では，顔面運動皮質麻痺はあるが，帯状表情皮質による情動運動麻痺は温存されることが多い

表 2. 中枢性と末梢性顔面神経麻痺の鑑別

症状	中枢性	末梢性
下部顔面麻痺（口，頬，目）	よくある	ある
上部顔面麻痺（眉，額）	ほとんどない	ほぼある
上肢や下肢の麻痺や感覚障害	よくある	なし
舌の麻痺，言葉の障害	よくある	なし

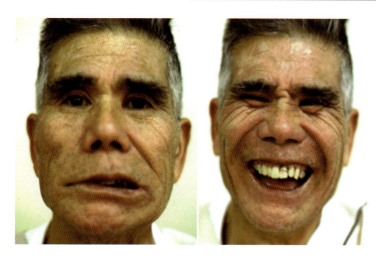

a | b

図 8.
中枢性顔面麻痺の特徴
左被殻梗塞病変で，右顔面を含めた右上下肢の運動麻痺がある．口外転によって右口周囲麻痺が著明である．しかし，感情表出の微笑時には，右口周囲の麻痺は軽減している
a：口外転時
b：微笑時

"use dependent plasticity（使用依存性可塑性）"あるいは"use it or lose it"の原則が成り立つ．

中枢性顔面麻痺のリハビリ

1. 2つの運動皮質

中枢性顔面麻痺には2つの成分がある．1つは随意運動麻痺と，もう1つは感情表出麻痺である．随意運動の中枢は中心前回を中心に，補足運動野，前運動野の主とした運動皮質であり，これに対して，情動性支配は帯状回皮質と考えられている[2)~4)]．これらからの神経線維は，内包を通過して，皮質延髄路として下行し，橋の顔面神経核に

入る(図7).これらの経路における病変で中枢性顔面麻痺をきたすことになる.

2. 中枢性顔面麻痺の特性

まず脳卒中などによる中枢性顔面麻痺を,末梢性顔面神経麻痺と鑑別診断する必要がある.眉や額の上部顔面筋は両側性支配であり,これに対して,目,頬,口などの下部顔面筋は両側性でも対側優位支配である[4,5](表2).

さらに,もう1つは,口周囲筋の随意運動時の麻痺があるが,表情表出時には麻痺は軽減することが多い(図8).

3. 中枢性顔面麻痺のリハビリ

皮質延髄路の病変が責任病巣になり,口周囲筋の筋力低下と,言語障害や摂食嚥下障害を合併することが少なくない.片麻痺の理学療法と同じように,皮質を含めた皮質延髄路の再構築あるいは代償的経路の促通が目標になる.損傷された部位の機能は,必ずしも完全に回復しなくとも,その隣接部位が機能代償をして機能が回復することが,脳の可塑性として知られている.さらに中枢性リハビリテーションの原則の"use dependent plasticity(使用依存性可塑性)"あるいは"use it or lose it"の原則が成り立つ.これは集中して,使えば使うほど可塑性は促通される.これに対して,使わなければ,支配皮質は徐々に小さくなり,皮質機能は廃絶する.

文 献

1) 栢森良二:顔面神経麻痺のリハビリテーション.医歯薬出版,2010.
2) Morecraft RJ, Louie JL, Herrick JL, et al:Cortical innervation of the facial nucleus in the non-human primate:a new interpretation of the effects of stroke and related subtotal brain trauma on the muscles of facial expression. Brain, **124**(Pt 1):176-208, 2001.
3) Morecraft RJ, Stilwell-Morecraft KS, Rossing WR:The motor cortex and facial expression:new insights from neuroscience. Neurologist, **10**(5):235-249, 2004.
4) Müri RM:Cortical control of facial expression. J Comp Neurol, **524**(8):1578-1585, 2016.
5) Jenny AB, Saper CB:Organization of the facial nucleus and corticofacial projection in the monkey:a reconsideration of the upper motor neuron facial palsy. Neurology, **37**(6):930-939, 1987.

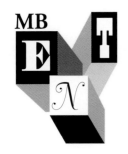

◆特集・顔面神経麻痺のリハビリテーションによる機能回復

顔面神経麻痺のボツリヌス治療

栢森良二*

Abstract 顔面神経麻痺後遺症の症候は，病的共同運動，顔面拘縮，顔面痙攣などがある．これらの症候と原発性片側顔面痙攣(HFS)と共通しており，さらに電気生理学的にも同じ所見である．このことから顔面神経麻痺後遺症は，二次性顔面痙攣と呼ばれている．原発性 HFS の病態は顔面神経圧迫による慢性脱髄性接触伝導であり，これに対して二次性 HFS は顔面神経の軸索迷入再生である．原発性 HFS の根治的アプローチでは顔面神経に対する圧迫除去であり，保存的にはボツリヌス治療である．二次性 HFS に対しては，一旦完成した神経迷入回路を解除する根治的アプローチはない．保存的にはボツリヌス治療が有効であることがわかってきた．病的共同運動とは患側表情筋の主動筋と拮抗筋が同時に収縮する現象である．顔面拘縮は患側の筋短縮に伴う安静時顔面の非対称性である．ボツリヌス治療によって主動筋あるいは拮抗筋を麻痺させ，分離運動を促進し，筋短縮を延長させるものである．

Key words 二次性顔面痙攣(secondary hemifacial spasm)，病的共同運動(synkinesis)，顔面拘縮(facial contracture)，表情筋の主動筋と拮抗筋(facial agonist and antagonist)，ボツリヌス治療(botulinum toxin therapy)，FaCE Scale(フェーススケール)

二次性顔面痙攣(secondary hemifacial spasm；secondary HFS)は，顔面神経麻痺による後遺障害である．この中には，病的共同運動，顔面拘縮，顔面痙攣などの症候がある．病態は顔面神経線維のワーラー変性による迷入再生である．これに対して，原発性顔面痙攣(primary HFS)は，その病態は顔面神経線維の慢性圧迫性脱髄による接触性伝導(ephaptic transmission)による顔面痙攣，病的共同運動，顔面拘縮などの症候がある．電気生理学的所見と症候の類似性から，原発性と二次性に分類している．それらの相違点は，原発性では間欠性に生じる間代性スパズムが特徴的である．これに対して，二次性 HFS では，スパズムは軽度であるが，持続的な病的共同運動や顔面拘縮がむしろ著明である(表 1)．

原発性 HFS の根治的アプローチは顔面神経に対する外科的除圧術であり，保存的アプローチはボツリヌス治療である．これに対して，近年二次性 HFS に対してボツリヌス毒素による治療が導入されて，これまで有効な治療アプローチがなかった陳旧性顔面神経麻痺のリハビリテーション分野に革命的な治療法をもたらしている．

我々の日常外来診療で行っている方法を報告する[1]．

方　法

1．ボツリヌス毒素の溶解

50 単位ボトックス®(A 型ボツリヌス毒素：BoNTA)1 V を 2.2 ml の生食で溶解し，0.5 ml の注射筒を 4 本作り，そのうち 2 本，1 ml で 25 単位を使用した．0.01 ml あたり 0.25 単位の溶解液である．注射針は 30 G あるいは 32 G を使用したが，32 G の方が痛みは少ない(図 1)．

---

* Kayamori Ryoji, 〒170-8445 東京都豊島区東池袋 2-51-4　帝京平成大学健康メディカル学部理学療法科, 教授／帝京大学医学部，客員教授

表 1. 原発性と二次性 HFS の相違

	二次性 HFS	原発性 HFS
病因	Bell 麻痺/Hunt 症候群などの後遺症	脳血管による顔面神経への圧迫
病態	ワーラー変性による迷入再生	慢性圧迫脱髄性接触伝導
主要症候	持続的な病的共同運動	間代性スパズム
自覚症状	表情筋の金縛り，こわばり	表情筋のスパズム（痙攣）
治療目標	病的共同運動の軽減	スパズムの軽減
随伴症状	筋力低下	病的共同運動

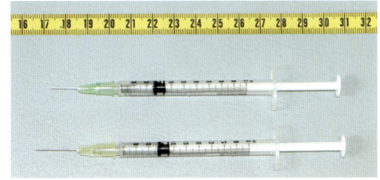

図 1. 30 G と 32 G の注射針

2. 対象

2008 年 8 月～2015 年 12 月まで，HFS や眼瞼痙攣に対して表情筋へのボツリヌス毒素 A（BoNTA：ボトックス®）を施注した．437 人（男性 138 人，女性 299 人），19～86 歳（平均 55.6 歳）である．その内訳は，二次性 HFS 413 人（Bell 麻痺後 244 人，Hunt 症候群後 125 人，外傷後 11 人，小脳橋角部腫瘍など術後性 33 人）である．さらに原発性 HFS と眼瞼痙攣の症例は 24 人である．側性は右 193 人，左 210 人，両側 34 人である．二次性 HFS は，顔面神経麻痺発症から 12～14 ヶ月経過した症例に対して BoNTA 治療を実施した．ボツリヌス治療 1 回の施注量は BoNTA 25 単位であり，BoNTA 施注回数は 1～36 回であり，総回数は 1,790 回，平均 4.1 回であった．

3. ボツリヌス治療の前後

BoNTA 施注後 2 日間は顔面のマッサージは禁止した．マッサージによって BoNTA が施注部から別な部位に移動することを予防するためである．とりわけ外側眼輪筋部に施注した BoNTA がマッサージによって，上眼瞼挙筋部へ移動することを予防することが大切である．それ以降は，表情筋のマッサージあるいはストレッチングを積極的に行うことを勧めた．大きな表情はできるだけ回避し，上眼瞼挙筋による開瞼運動を 1 日に数十回行うようにした．

4. 有害事象

有害事象は，数例に施注部位の血腫形成があり，これらは 1 週間以内に消退した．1 例に眼瞼下垂が出現した．これは施注後，すぐに眼輪筋周辺をマッサージしたために，BoNTA が上眼瞼挙筋に誤って入ったためと思われる．その他に，施注時痛みがある，効果が 1～2 ヶ月しか持続しなかったなどの意見があった．

ボツリヌス治療の原則

BoNTA 施注の原則は，① 病的共同運動に対して，主動筋あるいは拮抗筋へ施注する（図 2）[2]．② 顔面拘縮に対して，過運動症による筋短縮部位に施注する．③ 筋力低下を最小限にするために，有効最少量：1 ヶ所ボトックス 0.25～0.5 単位を施注する．④ 施注時期は，臨床的回復がある程度プラトーになっている発症後 12～14 ヶ月を目安にする．

1. 病的共同運動に対するアプローチ

迷入再生による病的共同運動は，患側表情筋が一塊となって収縮することである．これは顔面開口部を挟んで，主動筋（agonist）と拮抗筋（antago-

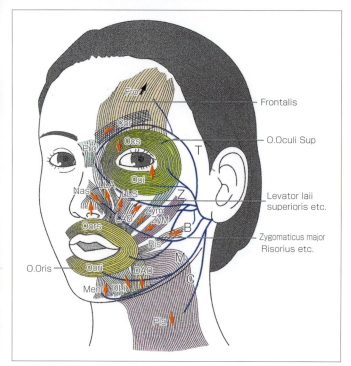

図2.
表情筋の拮抗関係
顔面開口部を挟んで表情筋の主動筋と拮抗筋との関係が成立している
(文献2より改変引用)

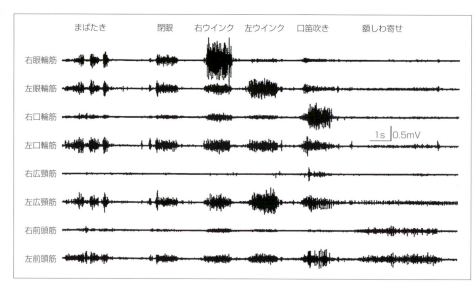

図3.
左病的共同運動の表面EMG
左口輪筋ばかりでなく,左広頸筋と前頭筋に病的共同運動を示す運動単位電位が著明である.このような症例では,広頸筋にBoNTAを施注する必要がある.肩こりや口角外転偏位が軽減することが多い

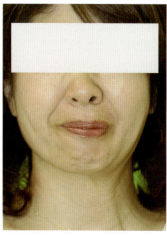

図4.
広頸筋徴候と口角外転偏位
強閉眼によって左口角外転位になり,広頸筋が首から浮きあがっている

nist)が同時に収縮し,「金縛り」で動かない状態になっており,筋力低下を呈する.

1) 眼輪筋への施注

口の運動に伴う眼瞼裂の狭小化,まぶたが重く,閉じかけているなどの症状がある.上眼瞼挙筋を避けた眼輪筋周囲に5~6ヶ所施注する.同時に,共同筋である皺眉筋と鼻根筋にも1ヶ所0.25~0.5単位を施注する.

表 2-a. FaCE Scale の 15 の質問項目
75点満点である．点数が高いほど，機能や日常生活の活動性もよく，正常に近くなる

	得点	1点	2点	3点	4点	5点
		できない	集中時のみ	少し	ほぼ正常	正常
1	笑う時，麻痺側の口を動かせる					
2	麻痺側の眉を上げることができる					
3	口をすぼめる時，麻痺側の口を動かせる					
		いつも	ほとんどいつも	時々	稀に	全然ない
4	顔がこわばり，疲れ，不快感がある					
5	目は乾き，刺激，かゆみを感じる					
6	顔を動かすと，つっぱり感，痛み，痙攣を感じる					
7	目薬が必要である					
8	涙目になる					
9	顔の異常で周りの人と違った行動をとる					
10	周りの人から顔の異常で差別される					
11	口の中で食べ物をうまく動かせない					
12	飲食物が口角からもれる					
		とても思う	思う	どちらでもない	思わない	全く思わない
13	顔のこわばり，疲れ，痙攣を感じる					
14	外見が気になり，人と会ったり社会活動に参加できない					
15	うまく食べられないために，人前で食べるのを避けている					

表 2-b. FaCE Scale の 6 つの QOL 項目
15項目の機能的あるいは日常生活での活動に関する質問と QOL の項目を 6 つにまとめている．最後に質問項目の点数を合計してパーセンテージ（%）に変換する

	QOL 項目	質問項目
1	表情運動	1+2+3
2	表情の不快感	4+6+13
3	口腔機能	11+12
4	目の不快感	5+7
5	涙のコントロール	8
6	社会参加	9+10+14+15
	総合スコア	1〜15 項目

表 3. ボツリヌス治療の QOL 効果

		N=34*			N=13**		
		治療前	治療後	p値	治療前	治療後	p値
1	表情運動	39.1	49.4	0.02	41.5	52.8	0.007
2	表情の不快感	43.5	57.0	0.03	43.8	57.9	0.002
3	口腔機能	62.3	78.3	<0.001	72.3	80.0	0.035
4	目の不快感	49.4	57.9	0.03	64.6	66.0	0.700
5	涙のコントロール	52.9	66.5	0.02	60.7	64.6	0.740
6	社会参加	63.0	74.4	0.001	73.4	82.3	0.029
	総合スコア	51.7	63.7	<0.001	58.3	67.9	0.002

＊：文献7，＊＊：文献8

2）口輪筋周囲への施注

　口輪筋に施注すると，筋力低下が著しくなり，日常生活に影響を及ぼすことから避ける．顔面拘縮として頬部膨隆し，鼻唇溝が深化していることが多い．頬部のところの大・小頬骨筋に0.5単位施主することによって，頬骨筋は引き伸ばされ，こわばりが消失する．鼻唇溝に対して垂直方向に走行する表情筋が短縮しているために，鼻唇溝が深化している．これに対して，上唇挙筋，口角挙筋，上唇鼻翼挙筋へ0.25〜0.5単位施注すると，鼻唇溝深化は消失するが，口輪筋の筋力低下と口輪筋挙上が困難になってしまう．この点に関して，患者の希望を考慮して，BoNTA を施注する．

3）広頸筋への施注

　施注前に，表面筋電図（EMG）の検査をしておくと，病的共同運動の拡がりや程度が理解しやすく，BoNTA 施注部位を考えるうえで極めて有用である（図3）．臨床的に，強閉眼によって広頸筋徴候の有無と大きさの評価でもよい（図4）．顔面拘縮が軽度であり，これに対して強閉眼時の口角外転偏位が著明の場合には，広頸筋への施注によって，口輪筋の筋力低下を来すことなく，患側

表情筋の外側偏位が改善される．さらに肩こりなどの自覚症状が軽快する．

ボツリヌス治療の目的

1．ボツリヌス治療の効果

これまで BoNTA 治療の効果には，顔面拘縮や病的共同運動の評価項目が入っている Sunnybrook 法（Sunnybrook Facial Grading System；SFGS）で，機能改善に有効であることが報告されている．安静時対称性（顔面拘縮）および病的共同運動は有意に改善している．随意運動時対称性も改善しているが，その程度は少ない．SFGS の複合点は有意に改善している[3)4)]．一方，BoNTA による他覚的改善度と患者の満足度と必ずしも一致しないことが指摘されている[5)]．このようなことから，ボツリヌス治療の適応や効果には，従来の客観的な機能評価とは異なった，患者の満足度を指標とした評価法が考案されている．

2．FaCE Scale について

顔面神経麻痺の治療に対する主観的な満足度の評価表として FaCE Scale（Facial Clinimetric Scale：顔面臨床計測スケール）がある[6)]．この評価表の中には，15 個の質問項目から構成されており，さらに表情運動，表情の不快感，口腔機能，目の不快感，涙のコントロール，社会参加の 6 つの QOL 項目がある（表 2）．これまでボツリヌス治療後には，これらの 6 つの項目すべての項目に有意な改善を示している（表 3）[7)8)]．その中でも，とりわけ表情の不快感は，ボツリヌス治療前後の改善点数は 14 点近く改善している．

3．ボツリヌス治療の適応

顔面神経麻痺後遺症の病的共同運動に対するボツリヌス治療では，約 3 ヶ月有効期間を過ぎると，多くの患者は反復施注を希望している．このことは，ボツリヌス治療の目的は，機能改善もあるが，むしろこわばりなど表情の不快感に対する改善を望んでいるのではないか．筋力低下が著明でボツリヌス治療が難しい症例に対しても，施注量を少なくして，積極的にボツリヌス治療が適応になると考えられる．

文 献

1) 栢森良二：二次性顔面けいれんのボツリヌス治療．Facial N Res Jpn, 2016. (in press)
2) 栢森良二：顔面神経麻痺のリハビリテーション：36, 医歯薬出版, 2010.
3) 大谷文雄, 古田 康, 相澤寛志ほか：顔面神経麻痺後遺症における Sunnybrook 評価法—ボツリヌス毒素療法前後での比較—. Facial N Res Jpn, **25**：73-75, 2005.
4) 栢森良二：ボツリヌス毒素による慢性顔面神経麻痺の治療効果と反復性．Facial N Res, **30**：127-130, 2010.
5) 古田 康, 津布久 崇, 松村道哉ほか：病的共同運動に対するボツリヌス毒素療法非成功例の検討．Facial N Res Jpn, **32**：71-73, 2012.
6) Kahn JB, Gliklich RE, Boyev KP, et al：Validation of a patient-graded instrument for facial nerve paralysis：The FaCE scale. Laryngoscope, **111**(3)：387-398, 2001.
7) Mehta RP, Hadlock TA：Botulinum toxin and QOL in patients with facial paralysis, Arch Facial Plast Surg, **10**(2)：84-87, 2008.
8) 飴矢美里, 藤原崇志, 山田啓之ほか：FaCE Scale 日本語版を用いた QOL 評価法による A 型ボツリヌス毒素投与とリハビリテーション併用療法の効果．Facial N Res Jpn, **34**：84-86, 2014.

Monthly Book ENTONI No.196

2016年8月・増大号
160頁 定価4,800円+税

知っておきたい！
高齢者の摂食嚥下障害
－基本・管理・診療－

編集企画
京都学園大学副学長 久 育男

超高齢社会を迎えた現在，日常診療で診察する機会が増えつつある高齢者の摂食嚥下障害に関する「基本」「管理」「診療」について，多職種の方々によって詳しく解説！

☆ CONTENTS ☆

高齢者の摂食嚥下機能と特殊性	兵頭 政光
虚弱高齢者における疲労と嚥下機能	中尾 真理ほか
サルコペニアと老化に伴う体格変化と嚥下障害	大久保啓介
加齢による生理的な嚥下機能低下の要因	田中加緒里
高齢者頭頸部癌患者と嚥下障害	藤本 保志
高齢者の神経内科疾患における摂食嚥下障害	野﨑 園子
高齢者に対する誤嚥検診の実際	今泉 光雅
高齢者の摂食嚥下障害のリスク因子	原 浩貴
高齢摂食嚥下障害患者と口腔ケア	加藤 健吾ほか
高齢摂食嚥下障害患者の栄養管理	二藤 隆春
高齢者の味覚・嗅覚に配慮した嚥下調整食	栢下 淳ほか
介護保険施設における摂食嚥下障害高齢者の経口維持と栄養ケア・マネジメント	高田 健人ほか
認知症における摂食嚥下障害への対応	木村百合香
嚥下障害に伴う在宅高齢者に対する多職種による連携	西山耕一郎
高齢摂食嚥下障害患者の診療におけるリスク・マネジメント	苅安 誠ほか
嚥下障害のある高齢者への服薬指導	小出由美子
高齢者嚥下障害に対する嚥下内視鏡検査・嚥下造影検査の概要	板東 秀樹
高齢者に対する嚥下機能改善手術の概要	千年 俊一
高齢者に対する誤嚥防止術の概要	鹿野 真人
在宅医療に向けての嚥下障害手術の概要	津田 豪太
高齢者の摂食嚥下障害とリハビリテーションアプローチ	北條 京子

全日本病院出版会
〒113-0033 東京都文京区本郷 3-16-4
Tel:03-5689-5989　Fax:03-5689-8030

おもとめはお近くの書店または弊社ホームページ(http://www.zenniti.com)まで！

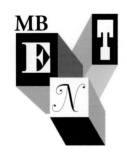

◆特集・顔面神経麻痺のリハビリテーションによる機能回復

難治性の顔面神経麻痺の治療
―私の工夫― ①

萩森伸一*

Abstract 難治性顔面神経麻痺患者には発症からの時間経過で対応が異なる．発症直後の急性期には神経の軸索変性の防止に主眼をおき，病態と麻痺程度を判定後，重症度に応じた薬物治療を速やかに行う．軸索変性進行が終了した発症後約2週では，electroneurography(ENoG)による神経障害程度を評価し，表情筋スコアも加味して顔面神経減荷術の適応を決定する．発症後3ヶ月以降の慢性期では病的共同運動や顔面拘縮などの後遺症が問題となる．顔面表情筋の用手マッサージやフィードバック療法などリハビリテーションを行い，後遺症を最小限に抑える．出現・固定した後遺症に対しては，ボツリヌス毒素注射やメイクアップセラピーが有効である．

Key words 顔面神経採点法(facial nerve grading system)，薬物治療(pharmacotherapy)，顔面神経減荷術(facial nerve decompression)，リハビリテーション(rehabilitation)，ボツリヌス毒素注射(botulinum toxin injection)，メイクアップセラピー(make-up therapy)

はじめに

本邦における人口10万人当たりのBell麻痺年間発症数は，30例程度である[1)2)]．これをもとに顔面神経麻痺の原因別割合および日本の人口から計算すると，本邦では年間約40,000例の顔面神経麻痺患者が生じていると推定される．Bell麻痺およびHunt症候群の治癒率を勘案すると，40,000例中30,000例は治癒するが，残り10,000例は治癒せず，すなわち難治例といえる．

顔面神経麻痺の「治癒」については，2016年の日本顔面神経学会でのシンポジウムで，柳原40点法で38点以上かつ中等度以上の後遺症がない場合への改定が合意された．つまり「非治癒」状態とは36点以下もしくは中等度以上の後遺症がある状態である．顔面表情筋運動が十分回復しても，強い病的共同運動や拘縮が併存すれば「治癒」ではない．つまり顔面神経麻痺の治療は，表情筋運動の回復に加え後遺症へも対応しなければならない．

本稿では麻痺発症直後，神経変性の進行が止まる発症後約2週および慢性期の3期に分け，それぞれにおける難治例の診断と治療について筆者の臨床経験も含めて述べる．

発症直後における難治性顔面神経麻痺の診断と治療

1．診　断

顔面神経麻痺の診察では，その予後を適切に推定しなければならない．発症直後に注目するポイントは①患者の年齢，②麻痺の原因，③麻痺の程度である．

①の患者の年齢では，幼小児の顔面神経麻痺は一般に予後良好とされている[3)]．一方，若い患者では筋トーヌスや厚い皮下組織のため高齢者に比べて安静時対称性が良好であり，麻痺が軽度にみえることに注意する[4)]．

②の麻痺の原因では，Bell麻痺とHunt症候群の鑑別が重要である．なぜならBell麻痺の自然治

---

* Haginomori Shin-Ichi, 〒569-8686 大阪府高槻市大学町2-7　大阪医科大学感覚器機能形態医学講座耳鼻咽喉科学教室，准教授

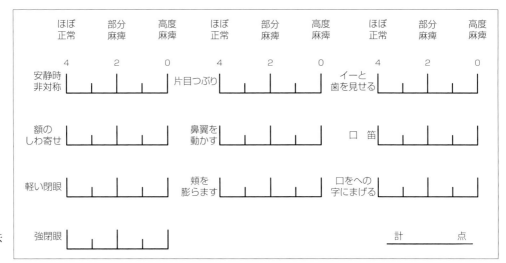

図 1. 柳原 40 点法

癒率は 70%[5]、治療後は 90% 以上[6]が治癒するのに対し、Hunt 症候群は自然治癒率 40%[7]、治療を行っても治癒率は 60〜70% 程度[8]に留まり、その予後が大きく異なるからである。Hunt 症候群は Bell 麻痺より難治であるので、十分なステロイドや抗ウイルス薬投与が必要である。鑑別は患側耳介の発赤や水疱、感音難聴やめまい症状、眼振の有無などを観察して行う。耳痛は Hunt 症候群で高率にみられるが、Bell 麻痺でもしばしば認められる症状である。VZV 抗体はペア血清で測定し、一般に補体結合法(complement fixation test;CF)で 4 倍以上、酵素免疫測定法(enzyme immuno-assay;EIA)では VZV-IgG の変動が 2 倍以上をもって VZV 関連顔面神経麻痺と判定するが[9][10]、ペア血清のため初診時および 2〜3 週後に採血しその結果を待たなければならず、その間に麻痺は進行する。初回の VZV-IgG が 50 以上、もしくは VZV-IgM が陽性の場合には VZV 関連顔面神経麻痺を強く疑い[9][11]、投薬量を増量あるいは追加治療の準備をする。

③の麻痺の程度は柳原 40 点法(図 1)、House-Brackmann 法、Sunnybrook 法などを用いて評価する。柳原 40 点法は我が国で広く用いられ、安静時の左右対称性 1 項目と表情筋運動 9 項目をそれぞれ 4 点(ほぼ正常)、2 点(部分麻痺)、0 点(高度麻痺)の 3 段階で評価し、その合計を求める。従来は 40 点満点中合計 8 点以下を完全麻痺、10 点以上を不全麻痺とし、回復過程で 36 点以上に回復し、かつ中等度以上の後遺症がなければ治癒としていたが[12]、先述のように 2016 年の第 39 回日本顔面神経学会のシンポジウムで見直しが行われ、10 点以下を完全麻痺、12 点以上を不全麻痺とし、38 点以上でかつ中等度以上の後遺症がない例を治癒へと改定された。問題点は評価者の主観がある程度入ってしまうことが避けられないことである。松代は評価者間スコアの差異は一般耳鼻咽喉科医において最大 28 点、顔面神経麻痺を専門とする医師でも最大 14 点であったと述べている[13]。自分以外の評価者がつけたスコアを解釈する場合、常にこの差異・ばらつきを念頭におかなければならない。評価時の注意として、閉眼運動では動眼神経支配である上眼瞼挙筋は弛緩し上眼瞼は下がるため、下眼瞼の動きを評価すること[14]、口笛運動の際に健側の動きで患側の皮膚が引っ張られて動くことを評価しない[14]、若年者や肥満者では良好な安静時対称性に惑わされない[4]などが挙げられる。

柳原 40 点法は多くの例で予後と一致する。スコアは麻痺発症後数日で最悪となることが多い。完全麻痺では 2〜3 ヶ月は改善を認めず、治癒したとしても回復に 4 ヶ月以上を要する。10〜18 点の患者の多くは発症後 1 ヶ月以内に改善傾向を認め、3〜4 ヶ月で治癒する。20 点以上の症例は 1〜2 ヶ月で治癒に至り、無治療でも経過良好な場合が多い[15]。濱田らは発症からの日数とスコア、その予後に注目し、発症 3 日目に 12 点以上あれば

ステロイドと抗ウイルスを投与している限りは予後良好であると報告している[16]. 発症直後の完全麻痺は予後不良, 難治性として十分な薬物治療を行うべきである.

2. 治療

Bell 麻痺や Hunt 症候群の発症初期はステロイドと抗ウイルス薬の投与が治療の軸である. 柳原 40 点法で 20 点以上の軽度麻痺であればプレドニゾロンを 0.5 mg/kg/日, 12〜18 点の中等度不全麻痺であれば 1 mg/kg/日から開始する[17]. 平均的体格の成人では 60 mg/日程度になるので, 筆者は投与経路は点滴としている. しかし発症直後から完全麻痺に陥った重症例にはプレドニゾロン 2 mg/kg/日から開始する. 筆者は 120 mg×2 日, 80 mg×2 日, 40 mg×2 日, 20 mg×2 日の漸減, 総量 520 mg の投与を基本としている. 糖尿病患者には入院のうえ内科の指示のもと, インスリンによる血糖コントロールを行いつつ健常人と同じステロイド量を投与する. 我々の経験では, インスリンを併用したステロイド短期投与後の永続的な糖尿病増悪は認めていない[18].

抗ウイルス薬はバラシクロビル内服を用いている. 添付文書には単純ヘルペス(HSV)に対しては 1,000 mg/日×5 日, 帯状疱疹ウイルス(VZV)には 3,000 mg/日×7 日投与と記載されている. Hunt 症候群は VZV による麻痺であり, Bell 麻痺は主に HSV が発症に関連する. しかし Bell 麻痺と診断された, 顔面神経麻痺が唯一の患者の中に VZV 再活性化が原因の zoster sine herpete があり, 予後不良なことが多い. したがって発症直後に両者の鑑別が困難なことを考えると, ウイルス性顔面神経麻痺を疑う例にはバラシクロビルは 3,000 mg×7 日間投与するのが実践的である.

外傷性顔面神経麻痺では即時発症は直ちに顔面神経減荷術, あるいは断裂例には神経縫合もしくは再建術を, 遅発性麻痺ではステロイドによる保存治療を第一選択とする. 障害部位の同定には側頭骨高分解能 CT が有用である. 外傷性麻痺では受傷直後に意識障害を伴うことも稀ではなく, 即時性麻痺か遅発性麻痺か判断に迷うことがある. CT 画像に加え麻痺の程度や後述の electroneurography(ENoG)の結果を合わせて手術要否を判断する. ただし全身状態の管理が最優先であることは言うまでもない.

中耳真珠腫などの耳炎性顔面神経麻痺は, 可及的速やかに鼓室形成術を行う. 細菌感染を伴う例では感受性のある抗菌薬とステロイドを使用しながら手術を行う. 障害部位では顔面神経管が破壊され神経が大きく露出している. このような部位では真珠腫母膜の取り残しが生じやすく[19], 遺残性再発の予防のために段階手術とするのがよい. ウイルス性顔面神経麻痺に行う減荷術のような顔面神経管の全開放は不要であり, 神経の連続性が確認できれば傷害された神経周囲の清掃のみでよい.

発症後約 2 週における難治性顔面神経麻痺の診断と治療

1. 診 断

ステロイドと抗ウイルス薬による急性期治療が終了すると, ENoG による予後診断を行う. 特に麻痺スコア 10 点以下の完全麻痺例では必須である. 実施の時期は神経の軸索変性完成後の発症 10〜14 日が適当である[20][21]. 記録電極は鼻唇溝周囲に設置する従来法と, 人中およびオトガイ隆起に置く正中法が普及している. 高度の顔面神経麻痺例では患側の鼻唇溝が浅くなり, 従来法では左右対象に電極を置くことが難しい. 正中法は電極を顔面の正中に設置するので顔面の歪みに影響されにくく, 検者による差異が小さい. また一組の電極で患側健側どちらからの刺激でも口輪筋の複合筋活動電位(compound muscle action potential;CMAP)を測定でき, 得られた CMAP は従来法に比べ大きな二相性であることから測定誤差が小さい[22][23]. 再現性も良好で予後をよく反映することから[20][23], 筆者は専ら正中法を用いている. 電気刺激は電極の陰極を茎乳突孔付近に深く当て, 陽極を外眼角と陰極とを結ぶ線上に置き, 尾

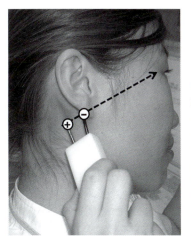

図 2.
ENoG の刺激方法
陰極（−）は茎乳突孔付近を目指して深く当て，陽極（+）を外眼角と陰極を結ぶ線上に置き，尾側から頭側に乳様突起内側を突き上げるように刺激する

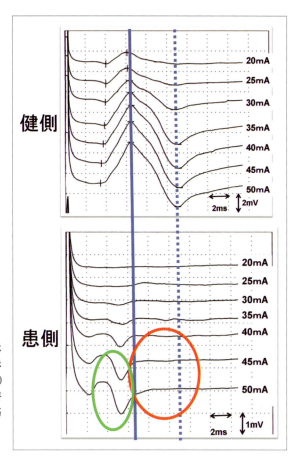

図 3.
CMAP 計測時の注意点
健側の陰性頂点潜時を青実線，陽性頂点潜時を青破線で示す．患側 CMAP は健側潜時と同等か遅れることから，赤実線内にみられる CMAP を計測する．本症例ではほぼ 0 mV である．刺激電流量の増加に伴い健側潜時より短い潜時の CMAP が出現するが（緑実線内），これは顔面表情筋由来ではなく，計測に採用してはならない

側から頭側に乳様突起内側を突き上げるように刺激する（図 2）[4)24)]．刺激電流量は「最大上刺激」と成書に記載されているが，実際には 40 mA 以上を要する[4)20)25)]．小さい電流量では顔面神経本幹に十分な刺激ができてないので注意が必要である．また得られた波形の測定時には，特に CMAP の潜時に注意する．患側 CMAP の潜時は健側に比べ同等か延長する．健側 CMAP 潜時より短い波形は，咬筋などの顔面表情筋以外の筋からのアーチファクトと考えられ，これを測定してはならない（図 3）[4)26)]．

ENoG 値は以下の計算式より求める．

$$\text{ENoG 値 (\%)} = (\text{患側 CMAP(mV)})/(\text{健側 CMAP(mV)}) \times 100$$

ENoG 値は軸索変性を免れた神経線維の割合を示す．ENoG 値が 40% 以上であれば，麻痺は 1 ヶ月以内に治癒，20% 以上 40% 未満であれば 2 ヶ月以内に治癒，10% 以上 20% 未満であれば 4 ヶ月以内に治癒するが，10% 未満の例では半数は治癒せず，治癒しても 6 ヶ月以上要する．0% であれば治癒は望めない[27)28)]．そして ENoG 値が 40% を下回ると病的共同運動が生じる可能性が出てくる[29)30)]．このように ENoG は予後予測に極めて有用である．ただし正常人の ENoG 値は必ずしも 100% ではなく，20% 程度の左右差がみられる[4)]ことから，ENoG 値＜10% をもって単純に予後不良と決めつけるのではなく，麻痺スコアやその推移も加味して追加治療の適応を決定すべきである．

2．治　療

麻痺スコア 10 点以下の完全麻痺かつ ENoG 値＜10% では顔面神経減荷術を考慮する．手術適応時期は Bell 麻痺の場合は発症後 3 ヶ月以内[31)32)]とされるが，可及的速やかに行うのがよい．大学病院などでは予定手術でスケジュールが埋まり，臨時手術が入りづらいことがあるので，筆者は近隣の医療機関に手術を依頼することもある．

Bell 麻痺および Hunt 症候群における減荷は膝

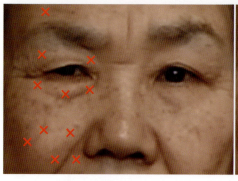 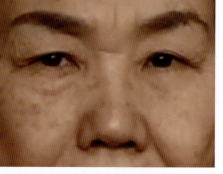

図 4. 拘縮に対するボツリヌス毒素　右顔面神経麻痺例(不完全治癒)
a：注射前．右眼裂狭小，頬部の高まり，深い鼻唇溝など，拘縮が著明である．
　×で示す部位にボツリヌス毒素を注射した
b：注射後1ヶ月半．拘縮は著明に改善し，左右対称性は良好である

部から茎乳突孔までを基本とするが，可能な症例では膝部から中枢側の迷路部まで開放する．術前に側頭骨 CT を撮影し，顔面神経周囲の蜂巣発育や神経の走行，頭蓋底の高さなどを評価する．乳突蜂巣発育の不良例では乳突部の減荷に時間を要し，手術操作でむしろ顔面神経を傷害する可能性を考え，手術を積極的には行っていない．

　先述のように ENoG 値が 40% 未満であれば，病的共同運動や顔面拘縮などの後遺症が生じる可能性がある．このような例に対してはリハビリテーションを開始する．筋拘縮予防の目的で蒸しタオルで顔面を温めたのち，表情筋の用手マッサージを患者自ら行うよう指導する．患側の顔面を円を描くよう指腹でくまなくマッサージし，また眼輪筋や口輪筋には筋の走行にそって両指でストレッチを行う．顔面を触ることで三叉神経からの求心性刺激が，脳幹の顔面神経運動核の興奮性を抑制する効果も期待される．また表情筋の力強い，粗大な運動は病的共同運動を増悪させる遠因となるので，大きな表情筋運動はさせないよう注意する．筆者は当院リハビリテーション科にリハビリ指導と評価を依頼している．

慢性期における難治性顔面神経麻痺の診断と治療

1．診　断

　発症 3ヶ月以降の難治性顔面神経麻痺への治療は，病的共同運動や顔面拘縮など後遺症への対応である．高度の軸索変性を伴う麻痺では表情筋運動の回復は発症後 3～4ヶ月に始まるが，その際には病的共同運動の出現に注意する．口運動の際に完全に閉瞼する，もしくは閉瞼の際に口角が大きく外側へ動く例では高度の病的共同運動と判断する．また拘縮は患側瞼裂の狭小化や頬部の明らかな高まり，深い鼻唇溝がみられる例を拘縮ありとする．慢性期の麻痺評価には，病的共同運動の影響が加味される Sunnybrook 法が用いられる．

2．治　療

　ENoG 値＜40% の例では，病的共同運動を増悪させる粗大な表情筋運動は引き続き行わないよう指導し，表情筋運動回復が始まった時点でフィードバック療法を開始する．口運動に伴い閉瞼が生じる場合には鏡を見ながら口運動をさせ，閉瞼しないよう意識し左右のバランスが保たれるよう指導する[33)34)]．閉瞼に伴い口角が動く例では，口角を患者自ら手で触れ，閉瞼と開眼を反復する際に口角が動かぬよう意識することを指導する[33)]．顔面表情筋マッサージも引き続き行う．当院ではこれらの指導・治療は引き続きリハビリテーション科で行っている．

　発症 1 年程度で麻痺や病的共同運動，拘縮は安定するので，患者が希望すればボツリヌス毒素注射による治療を行う．筆者は顔面表情筋に対して 1～1.25 単位のボツリヌス毒素を症状・所見に応じて 6～15ヶ所，表情筋内に注射する．注射部位は瞬目や口運動をさせた際に共同運動が生じる筋に注射する．また頬部の拘縮部位にも注射を行う．上眼瞼の正中に注射すると眼瞼下垂が生じるので避ける．注射後数日で効果が得られ(図4)，効果

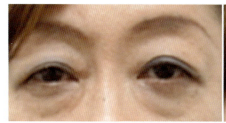
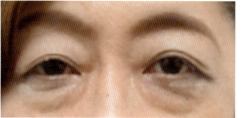

図 5. メイクアップセラピー　右顔面神経麻痺例（不完全治癒）
a：施行前. 自ら工夫したメイクが施されているが，右眼裂の狭小，眉毛内側の左右差が目立つ
b：施行後. 眼裂の左右差が目立たなくなった. 眉毛は太く描くことで左右差が改善した

の持続する数ヶ月〜半年間は以前にも増して表情筋マッサージとフィードバック療法を行うよう指導する. 1回の注射で効果に乏しい, あるいは再増悪した例には反復して注射してよい.

眉毛下垂や瞼裂狭小例には静的再建術を当院形成外科に依頼している. また希望する患者には当院皮膚科のメイクアップセラピー外来（自費診療）を紹介している（図 5）. 患者背景や希望を傾聴し最適なメイク方法を教授することで患者を心理面から支援する. 安静時非対称性が気になる患者に好評である.

おわりに

顔面神経麻痺の治療は発症直後には神経変性を防止, 亜急性期は神経再生の促進, 慢性期は後遺症の予防あるいは軽減にそれぞれ主眼をおく. 近年のウイルス学的研究や臨床経験の共有, 「顔面神経麻痺診療の手引き」発刊による標準治療の普及によって麻痺の治癒率は向上しつつある. しかし依然として高度麻痺残存や後遺症に苦しむ難治例が数多く存在することも事実である. これらの難治性顔面神経麻痺患者を救うにはリハビリテーションや形成外科的手術, メイクアップセラピーなど耳鼻咽喉科領域以外の治療を必要とする. 顔面神経麻痺診療の中心である耳鼻咽喉科医には, 麻痺の重症度や病態を適切に評価し治療を計画することに加え, 他科との密な連携を図るマネージメント力が求められる.

文献

1) 柳原尚明：ベル麻痺の臨床. 柳原尚明（著）：5-42, 側頭骨内顔面神経麻痺：病態と治療（第 87 回日本耳鼻咽喉科学会総会 宿題報告 1　モノグラフ）. 愛媛大学医学部耳鼻咽喉科学教室, 1986.
2) Koike Y：An epidemiological and clinical study on idiopathic facial palsy in Japan. Acta Otolaryngol（Suppl）, **446**：7-9, 1988.
3) 池田　稔：Bell 麻痺および Hunt 症候群の予後は小児と成人で異なるか？　日本顔面神経研究会（編）：10, 顔面神経麻痺診療の手引き―Bell 麻痺と Hunt 症候群―. 金原出版, 2011.
4) 萩森伸一：顔面神経麻痺の重症度と予後診断. MB ENT, **179**：86-95, 2015.
5) Peitersen E：The natural history of Bell's palsy. Am J Otol, **4**：107-111, 1982.
　Summary　Bell 麻痺患者の自然治癒率は 71% であった.
6) Hato N, Yamada H, Kohno H, et al：Valacyclovir and presonisolone treatment for Bell's palsy：a multicenter, randomized, placebo-controlled study. Otol Neurotol, **28**：401-413, 2007.
　Summary　Bell 麻痺に対する治療の多施設無作為プラセボ比較試験. 発症 7 日以内に治療を開始した 221 名の Bell 麻痺患者に対してプレドニゾロン＋バラシクロビル, プレドニゾロン＋プラセボで治療した. 治癒率は前者が 96.5%, 後者は 89.7%で, プレドニゾロン＋バラシクロビルが有意に高かった.
7) Devriese PP, Moesker WH：The natural history of facial paralysis in herpes zoster. Clin Otolaryngol Allied Sci, **13**：289-298, 1988.
8) 稲村博雄, 高橋伸明, 多田雄一郎ほか：ベル麻痺及びハント症候群に対するアシクロビル（Acyclovir）併用ステロイド大量療法の治療効果. Facial N Res Jpn, **21**：30-32, 2001.
9) 相澤寛志, 古田　康, 大谷文雄ほか：末梢性顔面神経麻痺例における VZV 再活性化の血清診

断—EIA 法による抗 VZV IgG 抗体価の変動について—．Facial N Res Jpn, **22**：53-55, 2002.
10) 古田　康：顔面神経麻痺の疫学と診断．MB ENT, **111**：1-10, 2010.
11) 櫟原崇宏, 萩森伸一, 菊岡祐介ほか：大阪医科大学耳鼻咽喉科・頭頸部外科を受診した顔面神経麻痺例の臨床統計．Facial N Res Jpn, **36**：2016.（印刷中）
12) 小松崎　篤, 冨田　寛, 柳原尚明ほか：末梢性顔面神経麻痺の治療効果判定についての申し合わせ事項試案．Facial N Res Jpn, **15**：227-230, 1995.
13) 松代直樹：回復時期・最終時期における麻痺スコア（柳原 40 点法）の検者による差異—顔面神経麻痺の専門家 9 名と全国の耳鼻咽喉科勤務医 57 名での検討—．Facial N Res Jpn, **30**：48-50, 2010.
14) 羽藤直人：40 点法（柳原法）の採点のコツは？ 日本顔面神経研究会（編）：32-33, 顔面神経麻痺診療の手引き—Bell 麻痺と Hunt 症候群—．金原出版, 2011.
15) 羽藤直人：顔面神経麻痺の程度を評価して予後がわかるか？ 日本顔面神経研究会（編）：34, 顔面神経麻痺診療の手引き—Bell 麻痺と Hunt 症候群—．金原出版, 2011.
16) 濱田昌史, 小田桐恭子, 飯田政弘ほか：柳原 40 点法の再検討—麻痺初期における有用性について．Facial N Res Jpn, **29**：66-67, 2009.
17) 村上信五：急性期の顔面神経麻痺に対する標準治療はあるか？ 日本顔面神経研究会（編）：56-59, 顔面神経麻痺診療の手引き—Bell 麻痺と Hunt 症候群—．金原出版, 2011.
18) 森　京子, 萩森伸一, 金沢敦子ほか：糖尿病を合併する顔面神経麻痺および突発性難聴患者に対するステロイド大量投与の糖尿病への影響について．Facial N Res Jpn, **31**：49-51, 2011.
Summary 糖尿病を合併する顔面神経麻痺ならびに突発性難聴 72 例にステロイド短期投与を施行した．血糖コントロールのため 71 例にインスリン投与を要した．治療前と治療後 6 ヶ月の HbA1c はそれぞれ 7.5%, 6.8%で, 治療後は有意に低下した．
19) Haginomori S, Takamaki A, Nonaka R, et al：Residual cholesteatoma：incidence and localization in canal wall down tympanoplasty with soft-wall reconstruction. Arch Otolaryngol Head Neck Surg, **134**：652-657, 2008.
20) 萩森伸一：Electroneurography（ENoG）による顔面神経麻痺予後診断のコツ．Facial N Res Jpn, **32**：13-16, 2012.
Summary ENoG 値は発症第 7 病日以降も低下する例があるが, 第 10 病日以降はほぼ変化しない．信頼性が高い ENoG 施行には少なくとも発症後 10 日を要する．
21) 栢森良二：電気生理学的検査．栢森良二（著）：50-64, 顔面神経麻痺のリハビリテーション．医歯薬出版, 2010.
22) Haginomori S, Wada S, Takamaki A, et al：A new method for measuring compound muscle action potentials in facial palsy：a preliminary study. Muscle Nerve, **37**：764-769, 2008.
23) Haginomori S, Wada S, Takamaki A, et al：A novel electroneurography method in facial palsy. Acta Otolaryngol, **130**：520-524, 2010.
Summary 正中法 ENoG は従来の方法に比べばらつきが小さく, 予後をより反映する．
24) 和田晋一, 萩森伸一, 森　京子ほか：Electroneuropgrapy（ENoG）における神経刺激電極位置についての検討．Facial N Res Jpn, **32**：122-124, 2012.
25) 和田晋一, 萩森伸一, 森　京子ほか：Electroneurography における最大上刺激の至適電流量について．Facial N Res Jpn, **30**：40-42, 2010.
26) 和田晋一, 萩森伸一, 森　京子ほか：正中法 Electroneurography における CMAP 潜時の検討．Facial N Res Jpn, **33**：89-91, 2013.
27) 小池吉郎, 戸島　均：顔面神経麻痺の検査．JOHNS, **7**：1547-1558, 1991.
28) 稲村博雄：Electroneurography（ENoG）の測定手技とその予後診断的意義．Facial N Res Jpn, **17**：16-18, 1997.
29) 稲村博雄：病的共同運動の電気生理学的検査．Facial N Res Jpn, **18**：11-13, 1998.
Summary ENoG 40% 以上の群, すなわち顔面神経の Waller 変性がないか, ごく軽度の患者を除いては発症後 1 年以上を経過すると高率に病的共同運動が認められる．
30) 大田重人, 桂　弘和, 美内慎也ほか：ENoG（従来法と正中法）による病的共同運動出現予測の検討．Facial N Res Jpn, **36**：2016.（印刷中）
31) Yanagihara N, Hato N, Murakami S, et al：Transmastoid decompression as a treatment of Bell palsy. Otolaryngol Head Neck Surg, **124**：282-286, 2001.

Summary　ステロイド治療後に減荷術を行ったベル麻痺患者は，ステロイド治療単独群に比べ最終麻痺スコアがよく，特に発症後 60 日以内に施行した例では治癒率が高かった．

32) 柳原尚明，小澤哲夫，浅井真紀ほか：ベル麻痺に対する古典的顔面神経減荷術の再評価．Facial N Res Jpn, **9**：161-164, 1989.
33) 中村克彦，武田憲昭：顔面神経麻痺のリハビリテーション．耳鼻臨床, **101**：413-421, 2008.
34) 中村克彦：顔面神経麻痺のミラーバイオフィードバック療法―病的共同運動の予防―．JOHNS, **31**：736-738, 2015.

耳鼻咽喉科 漢方処方ベストマッチ

編集企画 渡辺行雄（富山大学名誉教授）

MB ENTONI No. 185　2015年10月増大号　定価 4,800 円＋税

耳鼻咽喉科医が日常の診療にて必要とする漢方処方を網羅！！
漢方処方をされていない先生方でも親しめるよう、分かりやすく実際の処方例を中心に紹介！！

CONTENTS

小児反復性中耳炎	丸山裕美子
低音障害型感音難聴	真鍋　恭弘
耳　鳴	齋藤　晶ほか
耳管開放症に対する第1選択薬としての補中益気湯の有効性	竹越　哲男ほか
めまい	渡辺　行雄
慢性副鼻腔炎	稲葉　博司
アレルギー性鼻炎	荻野　敏
嗅覚障害	三輪　高喜
舌痛症	藤吉　達也
口腔乾燥症	五島　史行
咽喉頭異常感症	山際　幹和
閉塞性睡眠時無呼吸症候群と漢方治療	秋定　健
喉頭肉芽腫に対する漢方治療—六君子湯の使用経験—	和田倫之助
胃食道逆流症：何を目指して治療すべきか？ —重症喉頭痙攣，乾性咳嗽の1症例よりの考察—	三枝　英人
音声障害	望月　隆一
慢性咳嗽	内藤　健晴
悪性腫瘍治療の副障害と漢方	室野　重之ほか

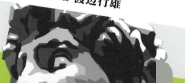

1. 処方頻度の高い漢方薬を網羅！
2. 各専門分野の豪華な執筆陣！
3. すぐに使える実践書！

（株）全日本病院出版会

〒113-0033　東京都文京区本郷 3-16-4
Tel（03）5689-5989　Fax（03）5689-8030
おもとめはお近くの書店または弊社ホームページ
（http://www.zenniti.com）まで！！

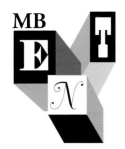

◆特集・顔面神経麻痺のリハビリテーションによる機能回復

難治性の顔面神経麻痺の治療
―私の工夫― ②

羽藤直人*

Abstract 難治性の顔面神経麻痺は，顔面神経障害の程度が高度で何らかの後遺症を呈する状態であり，治療の目標は少しでも後遺症を軽減し完治に近づけることにある．この治療に明確な指針はないが，難治性の顔面神経麻痺の病態を理解し，理論的に正しい治療を行うことは可能である．そこで本稿では，① 難治性顔面神経麻痺の病態，② 難治性顔面神経の早期診断，③ 神経再生への取り組みの3項目に関し，現状での成果や課題を述べた．① 難治性顔面神経麻痺の病態では，神経障害のメカニズムや神経再生と過誤支配について解説した．② 難治性顔面神経の早期診断では，簡便に重症度分類ができる柳原法の紹介と，研究段階ではあるが顔面表情筋からのマーカー RNA の定量評価による麻痺の未来予測診断について述べた．③ 神経再生への取り組みでは，神経変性が高度となれば顔面神経減荷術を行う必要があるが，再生医療を融合した神経再生治療の現状と問題点を報告した．

Key words Bell 麻痺(Bell's palsy)，Hunt 症候群(Ramsay Hunt syndrome)，外傷性顔面神経麻痺(traumatic facial palsy)，神経過誤支配(missdirection)，神経再生(nerve regeneration)，顔面神経減荷手術(facial nerve decompression)

はじめに

難治性の顔面神経麻痺とは，顔面神経障害の程度が高度で，神経の回復に限界があり，いかなる治療を行っても何らかの後遺症を呈する状態であろう．従って，難治性の顔面神経麻痺の治療での目標は，少しでも後遺症を軽減し完治に近づけることとなる．このような治療法に明確なエビデンスはなく，筆者が現在行っている治療も，あくまで「自己流の工夫」であり，試行錯誤の真っただ中である．一方で，工夫を行ううえで，難治性の顔面神経麻痺の病態を理解し，理論的に正しい治療を行うことは可能である．そこで本稿では，① 難治性顔面神経麻痺の病態，② 難治性顔面神経の早期診断，③ 神経再生への取り組みの3項目に関し，現状での成果や課題を述べる．

難治性顔面神経麻痺の病態

顔面神経麻痺を呈する疾患は多種多様であり，病態も異なっている．顔面神経ニューロンが破壊される中枢性麻痺は，原則的に治療が不可能であり，本稿では除外する．末梢性顔面神経麻痺の中で難治性の高度麻痺となるのは，軸索断裂(axonotmesis)または神経断裂(neurotmesis)であり，脱髄(demyerinization)が中心の病態であれば予後は良好で完全治癒が見込める．軸索断裂や神経断裂では，末梢に向かって Waller 変性，すなわち軸索と髄鞘の崩壊が生じる．この変化は数時間のうちに始まり，7日くらいで障害部より末梢の軸索が完全に消失する．次いで髄鞘の滴状分解が起こり，Schwan 細胞に貪食される．Waller 変性の後に神経は再生するが，元通りの完全再生は不可能で，神経過誤支配により病的共同運動や拘縮な

---

* Hato Naohito, 〒791-0295 愛媛県東温市志津川 愛媛大学大学院医学系研究科耳鼻咽喉科・頭頸部外科学, 教授

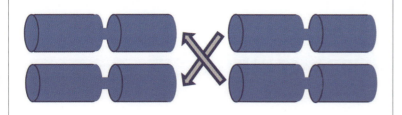

図 1. 病的共同運動の原因となる神経過誤支配のシェーマ

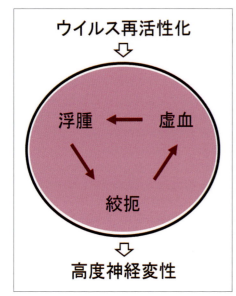

図 2. 側頭骨内顔面神経管内におけるウイルス性顔面神経麻痺の増悪機序

どの後遺症を残す.

　脳幹の顔面神経核より末梢の神経障害であっても，部位により病態が異なる．耳下腺癌に伴う麻痺など，側頭骨外末梢の顔面神経麻痺では，神経の分岐に伴い支配領域の選択性が完了しており，過誤支配に伴う病的共同運動が軽微である．側頭骨外末梢の分枝の障害では，神経再生の促進に伴い機能再生も良好となる．一方，側頭骨内の顔面神経は，神経線維とその支配領域が混在しており，すぐ隣の神経線維が離れた部位の顔面表情筋を支配している．従って，神経再生に伴い過誤支配が生じれば，病的共同運動や拘縮が必発となる(図1)．側頭骨骨折による麻痺だけでなく，Bell 麻痺や Hunt 症候群など，多くの顔面神経麻痺が側頭骨内顔面神経を主病変部位としているため，これらの疾患の高度麻痺症例では，神経再生が亢進すればそれだけ，厄介な後遺症が高度となる．

　Bell 麻痺や Hunt 症候群で，神経障害が高度となる病態は，解明が徐々に進んできている．筆者らはマウスの耳介に HSV を接種することにより，一側性・一過性の顔面神経麻痺を発現する Bell 麻痺のモデル動物を作製し，病態に関する検討を行ってきた[1)2)]．検討の結果，神経障害の初期病態はウイルスの直接的な細胞傷害作用によるミエリン鞘の破壊，脱髄が中心であることを突き止めた[3)4)]．高度麻痺に至るのは，脱髄に伴う神経浮腫が，側頭骨顔面神経管内で膨化と虚血の悪循環を生じ，絞扼性軸索変性が増悪することが原因と考えられる(図2)．この絞扼性軸索変性が顔面神経で生じやすいのは，解剖学的特殊性によるところが大きい．3.5 cm と人体の骨性神経管としては最も長く狭い顔面神経管内に膝神経節は存在する．よって，同部より再活性化したウイルスが神経節炎をきたすと，浮腫などの病態は容易に管内の圧を上昇させ，絞扼性軸索変性を助長する．これが，ウイルス性顔面神経麻痺の増悪機序と考える．従って，Bell 麻痺や Hunt 症候群に対する治療の根幹は，神経が高度変性へ至る前の予防的初期治療にある．

難治性顔面神経の早期診断

1．柳原法の活用

　前項に示した通り，難治性の高度麻痺例をいかに早期に検出し適切に治療するかが大きな課題となっている．現在，顔面神経麻痺の程度診断には主に，電気生理学的診断法と顔面運動評価法が用いられている．電気生理学的診断法は，Waller 変性した神経障害程度を側頭骨外末梢で診断するため，側頭骨内顔面神経麻痺に対し発症1週以内，とりわけ発症3日以内の有用性は低い．一方，顔

面運動評価法は早期でも有用で，柳原法で 10 点以下であれば転帰不良であることが明らかとなっている．柳原法は顔面表情の主要な部位に傾斜配点することで，顔面表情の障害程度をバランスよく定量評価するため，病初期の麻痺程度診断に適している．過去に柳原法で評価を行った発症 1 週以内の Bell 麻痺患者を対象として，スコア 22 点以上を軽症，20～12 点を中等症，10 点以下を重症として 3 群に分類し予後との相関を検討した[5]．総症例 654 例中，軽症例が 151 例(23.1%)，中等症例が 286 例(43.7%)，重症例が 217 例(33.2%)であった．軽症例のなかで発症後 6 ヶ月以内に治癒に至ったのは 99.3%，中等症例では 95.1%，重症例では 80.2% であり，3 群間の治癒率にはすべて有意差を認めた($p<0.05$)．軽症例は発症 1～2 ヶ月の早期に治癒に至る傾向を認めた．中等症例の多くは，発症後 1 ヶ月以内に改善傾向を認め，3～4 ヶ月で治癒していた．重症例では 2～3 ヶ月は改善を認めず，治癒したとしても回復に 4 ヶ月以上が必要で，後遺症の発現率が高く難治であった．このように柳原法は病初期の麻痺程度評価，治療法の選択に有用である．柳原法をマスターすることは，難治性顔面神経麻痺への対応に必須と考える．

2．顔面表情筋のマーカー RNA 診断

一方，一般的な評価法は現在の麻痺程度や神経変性程度を評価しているに過ぎず，麻痺がこれから進行するかの未来予測は不可能である．そこで筆者らは，顔面神経障害直後に発現する顔面表情筋の遺伝子の変化に着目した．まず動物実験で，顔面神経に程度の異なる 2 種類の障害を負荷し，その後に生じる遺伝子発現の変化を経時的に観察した[6]．また，発現した遺伝子の役割や研究成果の臨床応用への可能性について検討した．実験動物には 10 週齢，雄のウィスター系ラットを用いた．右側の耳後部を切開して側頭骨外で顔面神経を露出，茎乳突口から約 5 mm の部位で神経を完全に切断し 5 mm 切除した神経切断モデル(以下，切断群)と，マイクロ持針器を用いて 10 分間圧迫を加えた神経挫滅モデル(以下，挫滅群)の 2 種類を作製した．さらに神経を露出するだけで切断や挫滅などの障害を加えないものをコントロールとした(以下，コントロール群)．これらの処置後，経時的に眼瞼やヒゲの動きを肉眼的に観察し，表情運動の評価を行った．また，処置後 7 日目には神経障害程度の定量的評価として electroneuronography(ENoG)を測定した．ついでマイクロアレイ法を用いて顔面表情筋における遺伝子発現を検討した．その結果をもとに，障害後早期に発現する 3 種の RNA に着目して，定量評価を行うとともに，in situ hybridization 法を用いて顔面表情筋における RNA 発現の局在を検討した．

両群とも処置直後より眼瞼やヒゲの動きが消失し，完全麻痺を呈した．切断群では 28 日を過ぎても表情運動が回復しなかった．一方，挫滅群は 10 日目頃より徐々に表情運動が回復し，平均 17.6±2.8 日で治癒に至った．ENoG 値は処置後 7 日目の切断群で 0%，挫滅群で 5.8±2.4% であった．マイクロアレイ解析の結果，計 26,835 個のラット遺伝子の発現データを得た．切断群，挫滅群のコントロール群に対する変化割合が 2 倍以上増加した RNA の数は，検査時期によらず切断群は挫滅群よりも多かった．マイクロアレイ解析の結果より，高度発現していた myogenin(Myog)，vesicle-associated membrane protein 2(VAMP2)，insulin-like growth factor binding protein-6(IGFBP-6)の 3 種類の RNA を選択し，定量評価した．いずれも，切断群での発現増加は挫滅群よりも著しく，7，14 日目において統計学的に有意差を認めた．また，処置後 7 日目の切断群では，特に Myog の RNA 発現増加は顕著であり，顔面表情筋の筋線維辺縁に強い放射線活性がみられ，筋衛星細胞での発現増加が示唆された．

これらの結果から，顔面表情筋において麻痺発症早期でも障害程度により RNA 発現に違いが生じることが分かった．特に Myog は高度な神経障害で特異的に発現が増加すること，発現場所は筋衛星細胞が中心であり，その代償反応として

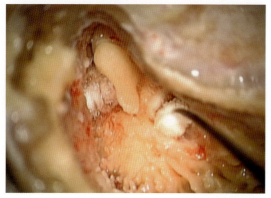

図 3. 顔面神経再生手術
露出した顔面神経周囲へゼラチンハイドロゲルに含浸させた bFGF を留置

RNA 発現が亢進していることが明らかとなった．一方，神経障害が軽度であれば RNA 発現に変化がみられなかったことは，脱髄を中心とした神経変性のみでは筋衛星細胞の活動性は変化しないことを意味している．本研究で得られた遺伝子発現変化のデータに基づいて，顔面神経麻痺患者から発症早期であっても，針生検などで顔面表情筋を少量採取し，RT-PCR 法を用いて標的 RNA 発現量を定量評価することで，神経障害の転帰予測に応用することが将来可能と考える．

神経再生への取り組み

難治性の顔面神経麻痺に対する治療で，新たな突破口と成り得るのが再生医療の応用である．と言っても末梢神経の再生では，iPS などの細胞治療は不要で，栄養因子などの蛋白で軸索再生の促進を行えばよい．加えて，軸索の再生環境を整えることが重要で，これには ① 神経絞扼の解除，② 十分な神経血流とリンパ流，③ 脳幹の顔面神経ニューロン変性前の再生完了，の条件が重要と考えている[7]．この条件を整えるには，顔面神経再生環境を整備する再生手術が必要である．特に神経が完全変性した高度麻痺例には，神経栄養因子を持続投与して神経障害部位の軸索伸長および再髄鞘化を促すことが重要である．しかし，これまで顔面神経領域における再生治療の取り組みは，世界的にも少ない．そこで筆者らが行っている，顔面神経へ徐放化栄養因子を投与する再生促進治療の現状を紹介する[8]．この顔面神経再生治療は，① 神経再生を促進，② 発症 2 週以降経過していても可能，③ 低侵襲な手術手技，④ 合併症の軽減をコンセプトとしており，普遍的な治療となる可能性があると考える．

筆者らの施設では倫理委員会の承認を経て，2006 年 10 月より本治療を開始しており，これまで 50 例以上の Bell 麻痺，Hunt 症候群，外傷性顔面神経麻痺症例に治療を行った．対象は，① 柳原法による顔面表情筋の運動スコアが 8/40 以下，② ENoG が 5% 未満，③ 16 歳以上，④ 1 年以上の経過観察が可能の条件を満たし，インフォームドコンセントを受け，本治療を希望した患者としている．栄養因子の徐放化に用いる生体吸収性ゼラチンハイドロゲルは，京都大学再生医科学研究所で作製し安全性を十分確認後，凍結乾燥後滅菌包装した状態で冷蔵保存したものを使用している．投与約 2 時間前に塩基性線維芽細胞成長因子（bFGF）100 μg を，ゼラチンハイドロゲルに含浸処置した．対象患者には入院のうえ，経乳突的顔面神経減荷手術を行い，露出した顔面神経周囲に前述の栄養因子を留置し神経再生を誘導する（図 3）．神経の減荷範囲は水平部および垂直部のみとし，耳小骨への操作は加えず，神経鞘の切開も行っていない．bFGF 添加ゼラチンハイドロゲルの投与後は，創部を閉創し，手術を終了する．

これまでの治療成績は良好で，再生治療を行った Bell 麻痺症例では，治癒率が再生治療群で 72.4%，従来法の減荷手術群で 44.8%，保存治療群で 23.3% と，再生治療群の成績が最もよく，すべての群間において統計学的に有意差を認めた．なお，本再生医療は，手術時期が発症後 1 ヶ月以上経過しても，House-Brackmann 法の grade 2 以上に全例が回復しており，晩期減荷手術の治療成績の改善が確認された．なお，これまでの治療症例で，明らかな副作用の発現は認めていない．このように，栄養因子を徐放化し変性した顔面神経周囲へ局所投与する顔面神経再生治療で，従来法の減荷手術に比べレトロスペクティブではある

が治療成績を向上させることができた．今後，現在行っている多施設共同前向き RCT で有用性がより確実なものとなれば，本治療が多くの難治性顔面神経麻痺患者の新たな福音となり得ると考える．

なお，本顔面神経再生医療には課題も多い．現在使用している神経栄養因子 bFGF は，IGF や HGF など他の栄養因子との臨床での優位性が明らかでない．さらに，bFGF の投与量，濃度に関しては，基礎研究で有用であった 100 μg/ml を採用したが，臨床での至的量，濃度は検討されておらず，今後の更なる検討が必要である．また，栄養因子の徐放化に用いているゼラチンハイドロゲルが流通しておらず，治療を一般化するうえでの障壁となっている．これらの課題がクリアできれば，難治性顔面神経麻痺の新たな治療法として普遍化すると期待している．

文献

1) Sugita T, Murakami S, Yanagihara N, et al：Facial nerve paralysis induced by herpes simplex virus in mice, an animal model of acute and transient facial paralysis. Ann Otol Rhinol Laryngol, **104**：574-581, 1995.
    Summary マウスの耳介に HSV を接種すると，一側性・一過性の顔面神経麻痺が生じることと，その麻痺が側頭骨内顔面神経のウイルス性神経炎により惹起されることを証明した．
2) Hato N, Hitsumoto Y, Honda N, et al：Immunologic aspects of facial nerve paralysis induced by herpes simplex virus infection in mice. Ann Otol Rhinol Laryngol, **107**：633-637, 1998.
3) Honda N, Hato N, Takahashi H, et al：Pathophysiology of facial nerve paralysis induced by herpes simplex virus type 1 infection. Ann Otol Rhinol Laryngol, **111**：616-622, 2002.
4) Wakisaka H, Hato N, Honda N, et al：Demyelination associated with HSV-1-induced facial paralysis. Exp Neurol, **178**：68-79, 2002.
5) Hato N, Fujiwara T, Gyo K, et al：Yanagihara Facial Nerve Grading System as a Prognostic Tool in Bell's Palsy. Otol Neurotol, **35**(9)：1669-1672, 2014.
    Summary 発症 1 週以内の柳原法スコアで軽症，中等症，高度麻痺に分けたところ，顔面神経麻痺の転帰が有意に異なっていた．柳原法を用いた顔面神経麻痺の評価は予後診断法として有用である．
6) Teraoka M, Hato N, Takahashi H, et al：Myogenin expression in facial muscle following damage to the facial nerve. Acta Otolaryngol, **132**(7)：783-787, 2012.
7) 羽藤直人：顔面神経麻痺後遺症の克服に向けて．耳鼻咽喉科展望，**58**(6)：290-296, 2015.
8) Hato N, Nota J, Komobuchi H, et al：Facial nerve decompression surgery using bFGF-impregnated biodegradable gelatin hydrogel in patients with Bell's palsy. Otolaryngol Head Neck Surg, **126**(4)：641-646, 2012.
    Summary 発症後 2 週以上経過した高度 Bell 麻痺症例に，徐放化ゼラチンに bFGF を含浸させ，顔面神経減荷手術時に神経周囲に置くと，従来法での顔面神経減荷術より治療成績が有意に良好であった．

会 告

日本頭頸部癌学会主催　第8回教育セミナーのご案内

日本頭頸部癌学会
教育委員会委員長　三浦　弘規

　日本頭頸部癌学会主催第8回教育セミナーを下記の要領で開催いたしますのでご案内申し上げます．

　会場は「ウェスティン都ホテル京都」で第41回日本頭頸部癌学会会場と同じ会場です．第8回セミナーの各論は1)肉腫と2)舌以外の口腔と致しました．本セミナー受講者には日本がん治療認定医機構の学術単位(3単位)，また日本口腔外科学会専門医制度の資格更新のための研修単位(5単位)が与えられますので，多数のご参加をお待ちしております．日本耳鼻咽喉科学会専門医の方は学術集会参加票をお持ちください．0.5単位が取得できます．また日本頭頸部外科学会主催頭頸部がん専門医申請資格の学術活動として認められます．

　諸事情によりセミナーDVD販売は今回からは行わないこととなりました．

　セミナー当日には翌日からの第41回日本頭頸部癌学会の受付等は行っておりません．

記

1. 日　時：平成29年6月7日(水)　12：00～17：00(予定)

2. 会　場：ウェスティン都ホテル京都
   〒605-0052　京都市東山区粟田口華頂町1(三条蹴上)
   TEL：075-771-7111　URL：http://www.miyakohotels.ne.jp/westinkyoto/

3. 内　容：テーマ1．頭頸部癌総論　　テーマ2．肉腫　　テーマ3．舌以外の口腔

4. 受講料：5,000円　「第8回教育セミナー」と明記の上，下記口座にお振り込みください．
   郵便振替口座　00120-2-72710　　日本頭頸部癌学会

5. 応募方法：原則当日受付は行いません．席に余裕がある場合には受講のみは可能としますが，いかなる理由であっても当日受付での受講修了証の発行は致しませんのでご注意ください．

   ・必要事項(氏名(フリガナ)，本学会員の有無，所属住所・電話，所属先，e-mailアドレス)をご記入の上，
   〒135-0033　東京都江東区深川2-4-11　一ツ橋印刷(株)学会事務センター内，
   日本頭頸部癌学会セミナー担当宛にお送りください．
   TEL：03-5620-1953　FAX：03-5620-1960
   ・参加費の振り込みが確認され次第，参加受付証を郵送いたします．
   ・申し込み締め切りは平成29年5月26日(金)(必着)です．先着順に受付いたします．
   ・参加資格：特に規定はありません(ただし，一般の方は対象としておりません)．医師以外のメディカルスタッフの方も歓迎いたします．医学生，初期研修医，医師以外のメディカルスタッフの方は，参加費は無料ですがその場合，指導教授(医)または本学会員の証明が必要です．本学会HP内の案内に書式を掲載する予定です．
   ・定員：500名　なおHPからの事前登録はいたしません．

2017-2018 日本医書出版協会・認定書店一覧

日本医書出版協会では下記書店を医学書の専門店・販売店として認定しております。本協会認定証のある書店では，医学・看護書に関する専門的知識をもった経験豊かな係員が皆様のご購入に際して，ご相談やお問い合わせに応えさせていただきます。

また正確で新しい情報を常にキャッチし，見やすい商品構成などにも心がけて皆様をお迎えいたします。医学書・看護書をご購入の際は，お気軽に，安心して認定店をご利用賜りますようご案内申し上げます。

■ 認定医学書専門店

＊医学書専門店の全店舗(本・支店,営業所,外商部)が認定店です。

北海道	東京堂書店	東 京	明文館書店	新 潟	西村書店	島 根	島根井上書店
	昭和書房		鳳文社	静 岡	ガリバー	岡 山	泰山堂書店
宮 城	アイエ書店		文光堂書店	愛 知	大竹書店	広 島	井上書店
山 形	髙陽堂書店		医学堂書店	三 重	ワニコ書店	山 口	井上書店
茨 城	二森書店		東邦稲垣書店	京 都	辻井書院	徳 島	久米書店
栃 木	廣川書店		文進堂書店	大 阪	関西医書	福 岡	九州神陵文庫
	大学書房	神奈川	鈴文堂		ワニコ書店	熊 本	金龍堂
群 馬	廣川書店	長 野	明倫堂書店	兵 庫	神陵文庫	宮 崎	田中図書販売
千 葉	志学書店	新 潟	考古堂書店	奈 良	奈良栗田書店		

■ 認定医学書販売店

北海道	丸善雄松堂 ・札幌営業部	東 京	丸善雄松堂 ・首都圏医療営業部	京 都	大垣書店 ・イオンモールKYOTO店
	紀伊國屋書店 ・札幌本店		オリオン書房 ・ノルテ店	大 阪	紀伊國屋書店 ・梅田本店 ・グランフロント大阪店
岩 手	東山堂 ・外商部 ・北日本医学書センター	神奈川	有隣堂 ・本店医学書センター ・書籍外商部医書営業課 ・医学書センター北里大学病院店 ・横浜駅西口店医学書センター		ジュンク堂書店 ・大阪本店
宮 城	丸善 ・仙台アエル店				MARUZEN&ジュンク堂書店 ・梅田店
	丸善雄松堂 ・仙台営業部		丸善 ・ラゾーナ川崎店	香 川	宮脇書店 ・本店 ・外商部 ・香川大学医学部店
秋 田	加賀谷書店 ・外商部	富 山	中田図書販売 ・本店 ・外商部 ・富山大学杉谷キャンパス売店	愛 媛	新丸三書店 ・本店/外商部 ・愛媛大学医学部店
福 島	岩瀬書店 ・外商センター ・富久山店	石 川	明文堂書店 ・金沢ビーンズ	高 知	金高堂 ・本店 ・外商センター ・高知大学医学部店
茨 城	ACADEMIA ・イーアスつくば店	福 井	勝木書店 ・外商部 ・福井大学医学部売店		
埼 玉	佃文教堂	静 岡	谷島屋 ・浜松本店 ・浜松医科大学売店	福 岡	丸善雄松堂 ・福岡営業部
東 京	三省堂書店 ・神保町本店				
	ジュンク堂書店 ・池袋本店		吉見書店 ・外商部		ジュンク堂書店 ・福岡店
	紀伊國屋書店 ・新宿本店新宿医書センター	愛 知	丸善雄松堂 ・名古屋医療営業部	沖 縄	ジュンク堂書店 ・那覇店
	丸善 ・丸の内本店		三省堂書店 ・名古屋高島屋店		

2017.01作成

一般社団法人 日本医書出版協会
http://www.medbooks.or.jp/

〒113-0033
東京都文京区本郷5-1-13 KSビル7F
TEL (03)3818-0160　FAX (03)3818-0159

FAXによる注文・住所変更届け

改定：2015年1月

毎度ご購読いただきましてありがとうございます．
読者の皆様方に小社の本をより確実にお届けさせていただくために，FAXでのご注文・住所変更届けを受けつけております．この機会に是非ご利用ください．

◇ご利用方法

FAX専用注文書・住所変更届けは，そのまま切り離してFAX用紙としてご利用ください．また，注文の場合手続き終了後，ご購入商品と郵便振替用紙を同封してお送りいたします．**代金が5,000円をこえる場合，代金引換便とさせて頂きます．** その他，申し込み・変更届けの方法は電話，郵便はがきも同様です．

◇代金引換について

本の代金が5,000円をこえる場合，代金引換とさせて頂きます．配達員が商品をお届けした際に，現金またはクレジットカード・デビットカードにて代金を配達員にお支払い下さい(本の代金＋消費税＋送料)．(※年間定期購読と同時に5,000円をこえるご注文を頂いた場合は代金引換とはなりません．郵便振替用紙を同封して発送いたします．代金後払いという形になります．送料は定期購読を含むご注文の場合は頂きません)

◇年間定期購読のお申し込みについて

年間定期購読は，1年分を前金で頂いておりますため，代金引換とはなりません．郵便振替用紙を本と同封または別送いたします．送料無料，また何月号からでもお申込み頂けます．
毎年末，次年度定期購読のご案内をお送りいたしますので，定期購読更新のお手間が非常に少なく済みます．

◇住所変更届けについて

年間購読をお申し込みされております方は，その期間中お届け先が変更します際，必ずご連絡下さいますようよろしくお願い致します．

◇取消，変更について

取消，変更につきましては，お早めにFAX，お電話でお知らせ下さい．
返品は，原則として受けつけておりませんが，返品の場合の郵送料はお客様負担とさせていただきます．その際は必ず小社へご連絡ください．

◇ご送本について

ご送本につきましては，ご注文がありましてから約1週間前後とみていただきたいと思います．お急ぎの方は，ご注文の際にその旨をご記入ください．至急送らせていただきます．2～3日でお手元に届くように手配いたします．

◇個人情報の利用目的

お客様から収集させていただいた個人情報，ご注文情報は本サービスを提供する目的(本の発送，ご注文内容の確認，問い合わせに対しての回答等)以外には利用することはございません．

その他，ご不明な点は小社までご連絡ください．

株式会社 全日本病院出版会
〒113-0033 東京都文京区本郷3-16-4-7F
電話03(5689)5989　FAX03(5689)8030　郵便振替口座 00160-9-58753

年　月　日

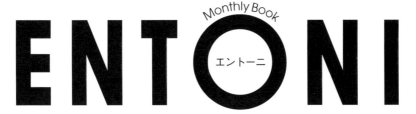

FAX 専用注文書

「Monthly Book ENTONI」誌のご注文の際は，このFAX専用注文書もご利用頂けます．また電話でのお申し込みも受け付けております．毎月確実に入手したい方には年間購読申し込みをお勧めいたします．また各号1冊からの注文もできますので，お気軽にお問い合わせください．

バックナンバー合計
5,000円以上のご注文
は代金引換発送

―お問い合わせ先―
㈱全日本病院出版会　営業部
電話　03(5689)5989　　　FAX　03(5689)8030

□年間定期購読申し込み　No.　　　から

□バックナンバー申し込み

No. - 冊	No. - 冊	No. - 冊	No. - 冊
No. - 冊	No. - 冊	No. - 冊	No. - 冊
No. - 冊	No. - 冊	No. - 冊	No. - 冊
No. - 冊	No. - 冊	No. - 冊	No. - 冊

□他誌ご注文

　　　　　　　　　　　冊　　　　　　　　　　　　　冊

お名前	フリガナ　　　　　　　　　　　　　　㊞	診療科

ご送付先	〒　－　　　　　　　　　　　　　　　　　　　　　　　　　 □自宅　　□お勤め先

電話番号　　　　　　　　　　　　　　　　　　　　　　□自宅
　　　　　　　　　　　　　　　　　　　　　　　　　　□お勤め先

FAX 03-5689-8030 全日本病院出版会行

年　月　日

住所変更届け

お名前	フリガナ	

お客様番号		毎回お送りしています封筒のお名前の右上に印字されております8ケタの番号をご記入下さい。

新お届け先	〒　　　　都道府県

新電話番号	（　　　）

変更日付	年　月　日より	月号より

旧お届け先	〒

※ 年間購読を注文されております雑誌・書籍名に✓を付けて下さい。
- ☐ Monthly Book Orthopaedics（月刊誌）
- ☐ Monthly Book Derma.（月刊誌）
- ☐ 整形外科最小侵襲手術ジャーナル（季刊誌）
- ☐ Monthly Book Medical Rehabilitation（月刊誌）
- ☐ Monthly Book ENTONI（月刊誌）
- ☐ PEPARS（月刊誌）
- ☐ Monthly Book OCULISTA（月刊誌）

FAX 03-5689-8030
全日本病院出版会行

Monthly Book ENTONI バックナンバー

2017. 2. 現在

No.144 編集企画／神田幸彦
補聴器に関するQ&A―診療所における対応―
増刊号 5,400円+税

No.152 編集企画／市村恵一
耳鼻咽喉科における乳幼児Q&A
増大号 4,800円+税

No.157 編集企画／大森孝一
見落としやすい耳鼻咽喉科疾患
増刊号 5,400円+税

No.164 編集企画／間島雄一
どう使う！抗菌薬

No.165 編集企画／枝松秀雄
加齢と耳鼻咽喉科疾患

No.166 編集企画／宇佐美真一
耳鼻咽喉科医が見落としてはいけない中枢疾患
増刊号 5,400円+税

No.167 編集企画／猪原秀典
頸部への転移と原疾患

No.168 編集企画／大越俊夫
みみ・はな・のどの局所薬物療法

No.169 編集企画／小川郁
聴覚に関する検査の読み方―ここがポイント―

No.170 編集企画／増山敬祐
気道アレルギー update

No.171 編集企画／髙橋姿
鼓膜形成術―私はこうしている―

No.172 編集企画／吉崎智一
知っておきたい甲状腺診療―検査から専門治療まで―
増大号 4,800円+税

No.173 編集企画／牟田弘・望月隆一
声をよくする治療法

No.174 編集企画／洲崎春海
耳鼻咽喉科 ここまでできるレーザー治療

No.175 編集企画／香取幸夫
嚥下障害と誤嚥性肺炎

No.176 編集企画／石川和夫
多様化する高齢者のめまい

No.177 編集企画／飯野ゆき子
耳鼻咽喉科投薬のコツ―全身疾患との関係―

No.178 編集企画／友田幸一・八木正夫
口腔粘膜疾患―特徴と治療の要点―

No.179 編集企画／村上信五
診断・治療に必要な耳鼻咽喉科臨床検査
　　―活用のpointとpitfall―
増刊号 5,400円+税

No.180 編集企画／藤枝重治
これからのアレルギー性鼻炎対策

No.181 編集企画／東野哲也
人工内耳の知識 update

No.182 編集企画／平川勝洋
One airway, one disease―複眼的治療戦略―

No.183 編集企画／伊藤彰紀
突発性難聴 update

No.184 編集企画／甲能直幸
上気道疾患とCOPD（慢性閉塞性肺疾患）

No.185 編集企画／渡辺行雄
耳鼻咽喉科漢方処方ベストマッチ
増大号 4,800円+税

No.186 編集企画／原晃
耳鳴のすべて

No.187 編集企画／古屋信彦
耳鼻咽喉科在宅医療ABC

No.188 編集企画／植田広海
聴覚異常感をどう診る・どう治す

No.189 編集企画／北原糺
めまい・ふらつきの診かた・治しかた

No.190 編集企画／大島猛史
耳鼻咽喉科における高齢者への投薬

No.191 編集企画／宮崎総一郎
睡眠時無呼吸症候群におけるCPAPの正しい使い方

No.192 編集企画／髙橋晴雄
耳鼻咽喉科スキルアップ32―私のポイント―
増刊号 5,400円+税

No.193 編集企画／岡本美孝
アレルギー性鼻炎と舌下免疫療法

No.194 編集企画／原渕保明
女性医師が語る！治療法を変えるべきタイミング
　　―私の経験・方針―

No.195 編集企画／岸本誠司
下咽頭癌・咽頭癌治療はここまできた

No.196 編集企画／久育男
知っておきたい！高齢者の摂食嚥下障害
　　―基本・管理・診療―
増大号 4,800円+税

No.197 編集企画／清水猛史
喘息と耳鼻咽喉科疾患

No.198 編集企画／中川尚志
顔面神経麻痺の治療アプローチ

No.199 編集企画／三輪高喜
難治性口内炎―早期治療のコツ―

No.200 編集企画／武田憲昭
めまい頻用薬の選び方・上手な使い方

No.201 編集企画／小林俊光
耳管の検査と処置―治療効果を上げるコツ―

No.202 編集企画／倉富勇一郎
頭頸部癌の早期発見のポイント―コツとpitfall―

通常号⇒2,500円+税

※No.157以前発行のバックナンバー，各目次等の詳しい内容はHP（www.zenniti.com）をご覧下さい．

次号予告

小児のアレルギー性疾患 update
No. 204（2017 年 4 月号）

編集企画／日本医科大学教授　大久保公裕

小児アレルギー疾患の変遷・疫学	赤澤　晃
小児アレルギー性鼻炎	
―ガイドラインを中心に―	増田佐和子
小児アレルギー性結膜炎の実際	髙村　悦子
食物アレルギー診療ガイドライン 2016	海老澤元宏
食物アレルギーにおけるパラダイムシフト	
―新しい概念と対応―	栗原　和幸
小児気管支喘息	
―ガイドラインを中心に―	浜崎　雄平
小児アトピー性皮膚炎	
―ガイドラインを中心に―	佐伯　秀久
運動誘発喘息（小児）	小田嶋　博
口腔アレルギー症候群	千貫　祐子
治りにくいアレルギー性鼻炎の治療（自験例を中心に）	永倉　俊和

掲載広告一覧

サノフィ　　　　　綴込

編集主幹：本庄　巌　京都大学名誉教授
　　　　　市川　銀一郎　順天堂大学名誉教授
　　　　　小林　俊光　仙塩利府病院
　　　　　　　　　　　耳科手術センター長

No. 203　編集企画：
　　栢森良二　帝京平成大学教授

Monthly Book ENTONI No. 203
2017 年 3 月 15 日発行（毎月 1 回 15 日発行）
定価は表紙に表示してあります．
Printed in Japan

発行者　末　定　広　光
発行所　株式会社　全日本病院出版会
〒113-0033　東京都文京区本郷 3 丁目 16 番 4 号 7 階
　　　電話（03）5689-5989　Fax（03）5689-8030
　　　郵便振替口座　00160-9-58753

©ZEN・NIHONBYOIN・SHUPPANKAI, 2017

印刷・製本　三報社印刷株式会社　電話（03）3637-0005
広告取扱店　㈱日本医学広告社　電話（03）5226-2791

・本誌に掲載する著作物の複製権・翻訳権・上映権・譲渡権・公衆送信権（送信可能化権を含む）は株式会社全日本病院出版会が保有します．
・JCOPY ＜（社）出版者著作権管理機構　委託出版物＞
本誌の無断複写は著作権法上での例外を除き禁じられています．複写される場合は，そのつど事前に，（社）出版者著作権管理機構（電話 03-3513-6969，FAX 03-3513-6979，e-mail: info@jcopy.or.jp）の許諾を得てください．
本誌をスキャン，デジタルデータ化することは複製に当たり，著作権法上の例外を除き違法です．代行業者等の第三者に依頼して同行為をすることも認められておりません．